Prix : 90 cent.

Pour élever les Nourrissons

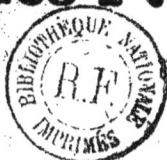

Par le Dr GALTIER-BOISSIÈRE

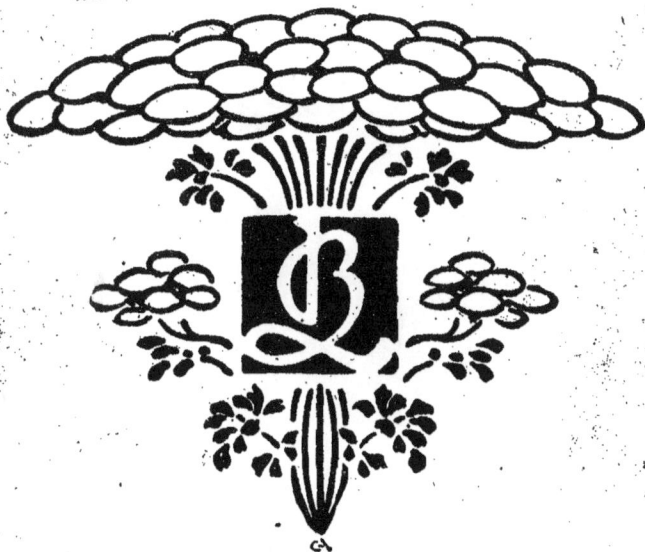

Bibliothèque Larousse

Paris - Rue Montparnasse, 17

Pour élever les æ æ

æ æ nourrissons

OUVRAGES DU MÊME AUTEUR

DICTIONNAIRE ILLUSTRÉ DE MÉDECINE USUELLE. Volume in-8°, avec 840 gravures, reproductions photographiques et radiographiques, 3 cartes et 4 planches en couleurs. 18ᵉ édition; 6 francs. — Librairie Larousse.

POUR SE PRÉSERVER DES MALADIES VÉNÉRIENNES. Volume in-16, avec 31 reproductions photographiques et gravures. Ouvrage adopté pour les écoles normales d'instituteurs, les bibliothèques pédagogiques et les bibliothèques populaires, honoré d'une souscription du Ministère de l'Instruction publique. 8ᵉ mille; 75 centimes. — Librairie Larousse.

CYCLISTE ET BICYCLETTE. Guide pratique du cycliste amateur. Conditions de santé, hygiène, costume; mécanisme de la bicyclette, soins à lui donner, réparations; historique et fabrication, etc. In-8°; 150 gravures. 2ᵉ édition; broché, 1 fr. 50. — Librairie Larousse.

L'ANTIALCOOLISME EN HISTOIRES VRAIES. Lectures; courtes leçons rédigées conformément aux programmes officiels; 60 gravures reproduisant des œuvres de maîtres. In-8°, 18ᵉ édition; 60 centimes. — Librairie Larousse.

LA FEMME. Conformation, fonctions, maladies et hygiène spéciales. — Dix planches coloriées (1/3 grandeur naturelle) en feuilles découpées et superposées, formant 45 coupes anatomiques et 55 reproductions photographiques et gravures dans le texte. — Schleicher fr., éditeurs; in-4°; 8 fr.

Pour élever les ∝ ∝
Nourrissons

Par le Dr GALTIER-BOISSIÈRE
Médecin adjoint des Palais Nationaux.

Aux Jeunes filles,
Aux Mères,
Aux Éducatrices.

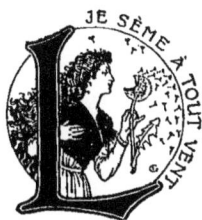

62 GRAVURES

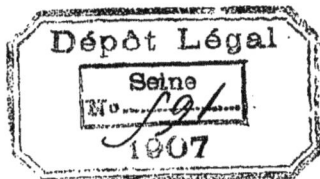

Bibliothèque Larousse
Paris - Rue Montparnasse, 17

A ma Femme et Collaboratrice.

Dr G.-B.

Projections. — Les gravures de cet ouvrage existent sous forme de projections chez M. Massiot, 15, boulevard des Filles-du-Calvaire, Paris.

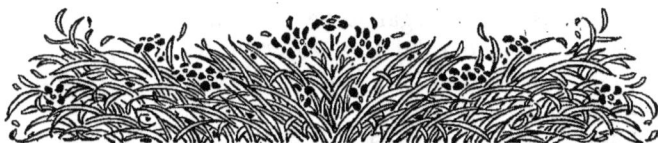

Pour élever les ⁊ ⁊ ⁊
⁊ ⁊ ⁊ nourrissons

BUT DE L'OUVRAGE

TOUTE femme aime d'instinct son enfant, mais l'affection maternelle ne suffit pas à tout ce qu'il est nécessaire de savoir pour le bien élever : la maman a besoin d'être instruite de ce qu'elle doit faire pour lui conserver la santé.

Importance des soins aux nouveau-nés. La *puériculture**, qui est l'objet de ce livre, est l'étude des soins à donner aux nouveau-nés pour assurer leur complet développement.

Si de nombreux dangers les menacent, ces dangers peuvent le plus souvent être facilement évités en suivant les conseils très simples donnés ici, mais auxquels la bonne volonté ne peut suppléer. C'est même en voulant trop bien faire que souvent on nuit grandement à l'enfant. Que de mères, par exemple, rendent malade leur bébé en le suralimentant !

Les règles à observer résultent de la connaissance du

Les mots marqués d'un astérisque * sont expliqués dans l'*Index*, placé à la fin du volume. Si le renvoi s'applique à une expression formée de plusieurs mots, comme *bec*-de-lièvre*, c'est à celui qui porte l'astérisque qu'il faut chercher.

fonctionnement des organes de ce petit être, fonction--
nement qui est chez lui *très différent* de ce qu'il est
chez l'adulte et que l'on trouvera brièvement résumé
dans le premier chapitre.

Le nouveau-né est dans une situation inférieure aux
petits de beaucoup d'animaux, non pas seulement parce
qu'il naît nu, mais parce que son instinct ne le défend pas
contre l'absorption d'aliments qui, par leur qualité ou
leur quantité, peuvent lui nuire. Il est donc nécessaire
que les parents et surtout la mère soient instruits de ce
qui lui est bon et mauvais pour pouvoir le protéger effi-
cacement.

Maternité et   Beaucoup de femmes renoncent à
  allaitement.   nourrir parce que les parents, le
                        mari, l'entourage d'amies leur fait
de l'allaitement un épouvantail, laissant volontairement
dans l'ombre les ennuis, les dangers même des nourrices mercenaires*. Ces personnes ignorent les simplifi-
cations apportées aujourd'hui à cette fonction naturelle
des mères; or, il importe que la femme du monde,
comme l'ouvrière, soit mise au courant des facilités que
procure, après quelques mois d'allaitement exclusif,
l'usage de l'allaitement *mixte*, dont les avantages sont
nettement reconnus.

Une fois qu'une mère a commencé à nourrir, elle
s'aperçoit bien vite que l'accomplissement de ce devoir
est moins pénible qu'on ne lui avait dit, et la bonne
santé du nouveau-né l'encourage à persévérer.

Les conseils les plus utiles aux jeunes filles, aux jeunes
mères, pour leur apprendre la tâche que leur apporte la
maternité, font l'objet de la première partie de ce livre,
que complète un *appendice* dans lequel on trouvera de
nombreux renseignements pratiques.

PREMIÈRE SECTION
ORGANES ET FONCTIONS

I. — FONCTIONNEMENT DES ORGANES CHEZ LE NOURRISSON

Poumon.
Respiration. Le fonctionnement des organes (poumon, cœur, peau, tube digestif, rein, cerveau et nerfs) est beaucoup plus actif chez le nouveau-né que chez l'adulte. Alors que celui-ci respire seulement 16 fois par minute, le nourrisson fait *51 inspirations* et *expirations* dans cet espace de temps. Puis le nombre des respirations s'abaisse à 35, et vers un an à 27 pendant le sommeil, en restant notablement plus élevé à l'état de veille. Le rythme est doux, inégal et si silencieux qu'on n'entend souvent pas le bébé respirer lorsqu'il dort.

Cette fonction s'effectue surtout par la partie inférieure de la poitrine, la partie supérieure se soulevant à peine.

Cœur et pouls. Alors que notre pouls varie entre 70 et 75, celui du nouveau-né oscille entre *120* et *140*, c'est-à-dire que le cœur a des battements presque *deux fois plus nombreux*, mais ils tendent à diminuer à mesure que l'enfant grandit. En outre, des causes très légères (cris, frayeurs, émotions quelconques) provoquent de grandes variations dans ce nombre de pulsations.

De même que les respirations, le pouls est moins fréquent pendant le sommeil. Le cœur est proportionnellement plus gros chez le petit enfant (1/120 du corps) que chez l'adulte (1/140).

Température. La température cependant n'est pas supérieure à celle de l'adulte; elle s'abaisse d'abord à 36° et même jusqu'à 33° chez les enfants débiles, puis se relève à 37°. La surface de la peau du bébé est, proportionnellement à la masse de son corps, beaucoup plus grande que celle de l'adulte, *plus du double*, d'après les calculs de Bordin et de Fabre, de Lyon. Le fait est facile à vérifier. Si on compare, sur les figures 1 et 2, la surface des 8 petits cubes de 1 centimètre de côté avec celle du gros cube de 2 centimètres de côté formé par la réunion de tous les petits, on constate que la surface totale des petits est double de celle du grand,

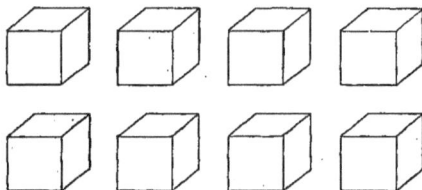

Fig. 1.

Ces petits cubes de 1 cent. de côté ont chacun 6 faces. Comme il y en a 8, leur surface totale représente 1 cent. carré × 6 × 8 = 48 cent. carrés.

Fig. 2.

Ce gros cube de 2 cent. de côté est formé par la réunion des 8 petits cubes. Comme la moitié des faces (3 sur 6) de ces cubes viennent à l'intérieur, la surface totale du gros cube représente 1 cent. × 3 × 8 = 24.

la moitié des faces des petits venant à l'intérieur du grand. L'enfant a donc à lutter contre la déperdition considérable de chaleur qui se produit à ce niveau, et doit, par suite, consommer une plus grande quantité de nourriture pour maintenir au niveau nécessaire sa température. Un adulte s'entretient avec 1/20 de son poids de lait (3 kilos pour 70 kilos de poids); un enfant de 7 kilos en absorbe 1/10 de son poids pour s'entretenir et s'accroître; un débile qui pèse moins de 2 kg. 500 en absorbe 1/5 de son poids. L'importance de vêtir chaudement les nouveau-nés, de ne pas les sortir trop tôt en hiver, est encore une conséquence de ce fait.

Peau et mamelles. A la naissance l'enfant est couvert d'une substance grasse, l'*enduit sébacé**, qu'on enlève par le lavage, et la peau paraît alors très rouge, puis cette teinte s'affaiblit peu à peu et fait place à une couleur blanc rosé.

Il n'y a pas lieu de s'inquiéter d'ordinaire d'une légère coloration jaunâtre qui apparaît temporairement dans les

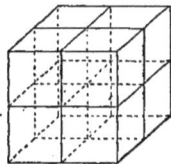

premiers jours : elle s'efface rapidement. Certains enfants présentent sur le visage des petites taches roses ou violacées, ou de petits grains blancs qui disparaissent aussi d'eux-mêmes en quelques jours.

Le premier épiderme ne tarde pas à s'exfolier sous forme de débris très petits formant une sorte de poussière blanchâtre ou, au contraire, d'écailles assez larges qui tombent du 4e au 40e jour. Puis la peau commence à fonctionner normalement et la sueur apparaît lorsque l'enfant est exposé à une chaleur trop intense.

Les mamelles du bébé, vers le 4e ou le 5e jour, se gonflent et contiennent une petite quantité de lait. Il importe de ne pas essayer de l'extraire, mais, au contraire, de se borner à laver soigneusement le mamelon, qu'on recouvre au besoin d'un peu d'ouate.

Système nerveux. L'exagération de proportion constatée chez le bébé pour le cœur est beaucoup plus considérable pour le système nerveux : le cerveau représente 1/7 du poids du corps au lieu de 1/40 chez l'adulte ; la moelle épinière a aussi un développement 3 fois plus grand ; aussi les troubles nerveux et notamment les convulsions sont-ils fréquents, d'où la nécessité d'empêcher toute surexcitation nerveuse : 1° en évitant les irritations intestinales (suralimentation, indigestion, lait alcoolisé des nourrices) et cutanées (malpropreté, origine d'éruptions); 2° en évitant l'action du grand froid et des fortes chaleurs; 3° en calmant l'enfant par le séjour au grand air et les bains.

Sa vie intellectuelle commence vers la fin du 1er mois, où il manifeste sa satisfaction par des sourires, et commence à examiner autour de lui; mais il ne reconnaît son entourage que plusieurs mois après et ne répète quelques mots que vers un an. Les filles sont plus précoces que les garçons.

Sa sensibilité à la douleur, due à un choc, à un pincement, est peut-être moins forte que plus tard, étant provoquée seulement par l'acte matériel sans intervention d'idée (crainte, colère) comme elle le sera plus tard.

Tube digestif. L'appareil digestif du nourrisson (*fig.* 3) est incomplet : les dents n'existent pas encore; la sécrétion salivaire est d'abord faible, puis peu à peu s'accroît et même devient surabondante au moment de la dentition. L'estomac est *petit* et ne peut contenir que 50 centimètres cubes la première semaine (c'est-à-dire la valeur d'à peu près 3 cuillerées à soupe de lait), puis s'élève à 100 centimètres cubes à la fin du premier mois et à 150 à la fin du troisième, d'où l'obligation de repas peu abondants et

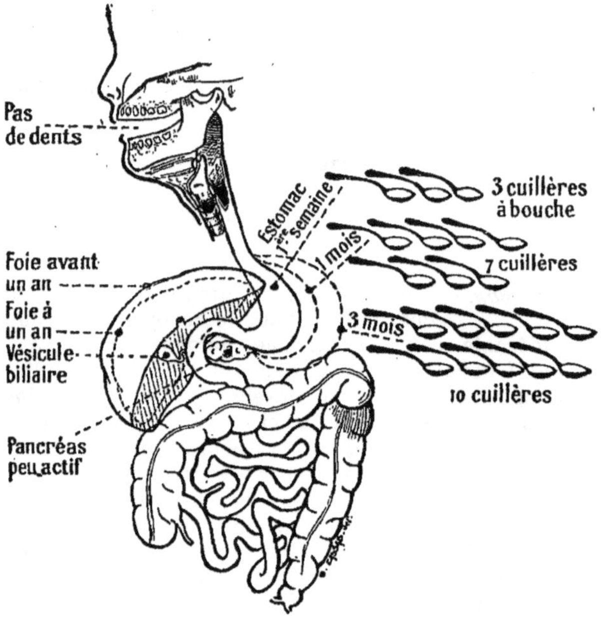

Pas de dents

Foie avant un an

Foie à un an
Vésicule biliaire

Pancréas peu actif

Estomac 1ʳᵉ semaine

1 mois

3 mois

3 cuillères à bouche

7 cuillères

10 cuillères

Fig. 3.

L'appareil digestif du nourrisson ne peut digérer que du lait et seulement en quantité proportionnelle au développement de l'estomac : 3 cuillerées à soupe la première semaine, 7 à un mois, 10 à 3 mois.

répétés seulement à des intervalles suffisants pour que le viscère ait le temps de se vider (2 heures au moins par l'allaitement maternel et 3 heures pour celui au lait de vache). Il est utile, en outre, que l'estomac ne travaille pas d'une façon continue, l'acide chlorhydrique*, sécrété dans les intervalles de repos, ayant un pouvoir antiseptique sur les microbes absorbés. Le pancréas, grosse glande qui, chez l'adulte, joue le rôle principal dans la digestion intestinale (sa sécrétion agissant sur toutes les variétés d'aliments), ne fonctionne normalement que vers la fin de la première année. L'enfant ne *peut* et ne *doit*, par suite, *digérer que du lait* au début de sa vie. Le foie, au contraire, est très développé chez le nourrisson ; aussi le *beurre* du lait est-il bien digéré et joue un rôle *beaucoup plus important* dans l'alimentation du nouveau-né que dans celle de l'adulte.

C'est le beurre qui entretient surtout sa chaleur, ayant à volume égal un pouvoir calorifique* double des autres aliments.

Méconium et fèces*. L'enfant expulse en une ou plusieurs fois par l'anus, au cours des trois premiers jours, une masse molle, visqueuse, verdâtre, le *méconium** (1), qui est formée d'un mélange de mucus, de cellules de l'intestin et de bile, d'où sa couleur. La quantité varie entre 50 et 150 grammes, en moyenne 75 gr. A mesure qu'il prend du lait, ses matières deviennent jaunâtres, épaisses, plus ou moins homogènes et de la consistance d'une bouillie assez compacte. D'abord les selles sont nombreuses : deux, trois et même quatre par jour ; puis elles se réduisent à une, à 10 ou 12 heures d'intervalle, assez souvent même à une seule par 24 heures.

Vessie et urine. La vessie de l'enfant contient à la naissance une quantité d'urine qui est en moyenne de 10 centimètres cubes et qu'il expulse tantôt immédiatement, auquel cas cet acte peut passer inaperçu, tantôt plus tard dans ses couches.

L'urine est peu colorée. La quantité sécrétée pendant le 1er mois est proportionnellement 3 ou 4 fois supérieure à celle de l'adulte, puis s'élève encore jusqu'au 5e mois pour ensuite diminuer progressivement. Le nombre des besoins d'uriner, qui est d'abord de 10 à 15, tombe à 6 ou 8 à la fin de la 1re année ; déjà vers six mois beaucoup d'enfants retiennent leur urine pendant la nuit et peuvent être dressés à la propreté.

---

(1) Ce nom lui vient de sa ressemblance avec le suc de pavot (*mékôn,* en grec).

II. — LES MAMELLES ET LE LAIT DE LA FEMME [1]

Les mamelles avant l'allaitement. Les mamelles sont placées sur la région de la poitrine qui s'étend de la 3° à la 7° côte. Elles sont hémisphériques, fermes et élastiques chez les jeunes filles; elles deviennent quelquefois très molles après plusieurs allaitements, surtout lorsqu'on n'a pas *eu soin de les soutenir suffisamment* à ce moment. Le volume, qui est de 10 à 11 centimètres de hauteur sur 12 à 13 de largeur et 5 à 6 d'épaisseur, s'accroît pendant la grossesse et atteint son maximum au cours de l'allaitement.

Les mamelles pendant l'allaitement. Très rapidement après l'accouchement, chez les femmes qui ont déjà eu plusieurs enfants, le second ou le troisième jour chez celles qui en ont pour la première fois, les mamelles augmentent de volume et de consistance, deviennent alors dures, lourdes, et leurs dimensions peuvent devenir le double ou le triple de celles prises avant la grossesse. Le doigt y fait paraître, en pressant à leur surface, de petites nodosités constituées par les lobules formés par les glandes du sein. Si ce gonflement est trop considérable, il devient gênant et même un peu douloureux; la femme est obligée d'écarter les bras du corps.

Le volume des mamelles n'est en rapport ni avec la taille, ni avec la constitution de la femme, et de gros seins n'indiquent pas forcément une sécrétion abondante, car la graisse peut masquer une insuffisance de la glande.

Les mamelles sans et après l'allaitement. Pour Testut, si les femmes aisées des villes ont moins d'aptitude à l'allaitement, l'éducation intellectuelle en est la cause; elle dérive vers le cerveau une partie des éléments destinés au développement des organes génitaux et de ses annexes. D'autre part, quand *plusieurs* générations de femmes ne nourrissent pas, les seins s'atrophient.

---

[1] Cette description et les figures sont empruntées en partie à notre livre *La Femme* (Schleicher, éditeur).

Après l'allaitement, l'organe subit une diminution importante, mais temporaire, en cas de nouvelle grossesse. Çette
atrophie devient plus tard définitive au moment de la cessation des règles (*ménopause*).

Constitution   Les seins sont constitués par la réunion
   de la glande.   de 15 à 20 glandes en grappe (*fig.* 4 à 6),
                       dont les culs-de-sac terminaux portent
le nom d'*acini* et aboutissent à des canaux secondaires s'unis-
sant pour former des canaux terminaux, les *conduits galac-*

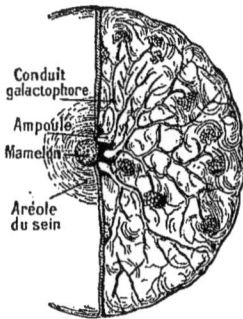

Fig. 4.
Mamelle.

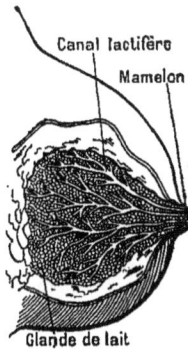

Fig. 5. — Coupe
d'une mamelle, de profil.

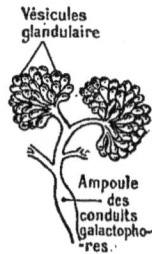

Fig. 6.
Une des glandes
de la mamelle.

tophores *. Ces derniers, en nombre égal à celui des glandes,
se dilatent en *ampoule* avant d'entrer dans une partie sail-
lante cylindro-conique, le mamelon, à l'extrémité duquel
ils s'ouvrent isolément par de petits orifices. La longueur
du mamelon est d'environ un centimètre, avec une largeur
légèrement plus faible. Chez certaines femmes, le mamelon est plus ou moins rentré dans la glande et ne sort
qu'à la suite d'attouchement et de succion. Il y a là une
difficulté pour l'allaitement qu'on résout par des moyens
spéciaux (v. p. 33).

Le mamelon est entouré par une surface rosée, l'*aréole**
(*fig.* 7), que la présence de tubercules rend rugueuse. Ces
tubercules, qui représentent la saillie des glandes sébacées*,
se nomment les *tubercules de Montgomery* ; ils s'accroissent

notablement pendant la grossesse et sécrètent alors du lait..

L'aréole, dont le diamètre varie entre 3 et 5 centimètres, recouvre de nombreuses fibres musculaires lisses destinées à comprimer les canaux galactophores. Pendant les grossesses,

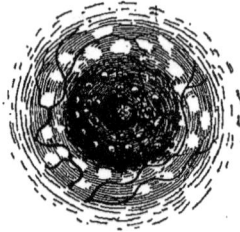

Fig. 7. — Mamelon
et aréole chez une femme
enceinte.

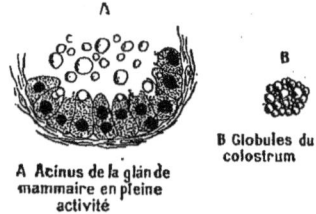

A Acinus de la glande
mammaire en pleine
activité

B Globules du
colostrum

Fig. 8. — Cul-de-sac (acinus*)
de glande mammaire, globules de
colostrum et de lait.

la teinte de l'aréole brunit et son diamètre s'accroît temporairement. Elle s'entoure alors d'une aréole secondaire, dite *tachetée* parce que sa coloration est interrompue par des îlots de peau non colorée.

Sécrétion du colostrum. A la fin de la grossesse, la couche unique des cellules qui tapisse les culs-de-sac se multiplie aux dépens du sang et de la lymphe qui circulent dans le sein, et chaque cellule se remplit de graisse, puis se détache. Ces cellules nagent dans un liquide séreux* et constituent les globules du *colostrum* * (fig. 8) sécrété au début de l'allaitement; ce colostrum est un liquide de consistance plus grande que le lait et d'une teinte un peu gris jaunâtre. Il a un effet légèrement purgatif et contribue à provoquer l'expulsion des matières fécales du nouveau-né (le méconium; v. p. 11).

Sécrétion du lait. Peu à peu la fonte cellulaire devient très rapide et on ne trouve plus dans le liquide que de simples corpuscules graisseux sphériques, les globules de lait (fig. 8 et 9), dont les dimensions varient entre 1 et 20 millièmes de millimètre et qui donnent au lait sa couleur. L'écoulement du lait est dû à la succion de l'enfant, qui non seulement aspire le liquide, mais provoque :

1° l'érection du mamelon ; 2° la contraction des fibres musculaires, qui compriment les canaux galactophores et expulsent le lait en jet; 3° une action nerveuse qui élargit les vaisseaux de la glande et accroît la transsudation du sérum du sang. Cette influence des nerfs sur la sécrétion explique l'arrêt de la lactation* sous l'effet de la peur ou de la colère. La cessation de la succion supprime rapidement la lactation.

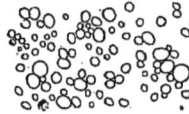

Fig. 9.
Globules du lait.

Quantité du lait. La quantité de lait sécrétée en 24 heures est en rapport avec le développement de la glande, l'hygiène et la santé de la mère, les besoins, les efforts de succion de l'enfant, et s'accroît progressivement : 600 grammes les deux premiers mois, 700 grammes le troisième et le quatrième, pour arriver par étapes successives de 800, 900, 1 000, jusqu'à 1 300, 1 500 et même plus de 2 000 grammes. Nombre de femmes peuvent produire 1 000 grammes dès les premiers mois, d'où la nécessité de rationner l'enfant et la possibilité, en s'aidant un peu, d'allaiter deux jumeaux.

Par contre, la quantité diminue assez rapidement si l'enfant tette insuffisamment, ce qui oblige la femme allaitant un enfant débile, qui lui prend peu de chose, de se faire téter par un autre enfant pour pouvoir maintenir sa sécrétion jusqu'au moment où le faible nourrisson sera en état de bien téter. La succion peut faire reparaître la sécrétion après une interruption assez longue. Nous l'avons vue se rétablir après trois semaines de cessation chez une femme atteinte de fièvre muqueuse*.

Composition du lait. Le lait est un liquide blanc, opaque, alcalin. Abandonné au repos, il se sépare en deux parties : l'une supérieure, la *crème*, forme une couche blanche et renferme des globules qui, agglutinés par le battage, constitueraient du *beurre ;* l'autre, inférieure, le *plasma**, translucide, aqueux*, bleuâtre, contient : 1° des matières albuminoïdes, principalement de la *caséine*, que les acides et le suc gastrique font coaguler ; 2° un sucre, la *lactose**; 3° des *sels* (chlorure de sodium, de potassium, sulfates et carbonates alcalins, fer et surtout

phosphate de chaux, nécessaire au développement des os
de l'enfant).

PROPORTION DES ÉLÉMENTS DU LAIT
(D'après le professeur BUDIN).

Éléments pour 1000 gr.

Beurre.	35	gr.
Sucre de lait (lactose).	74 - 75	—
Albuminoïdes (caséine).	12 - 14	—
Sels minéraux.	2	—
	123 126	gr.
Eau.	877-874	gr.

Gaz (acide carbonique, azote, oxygène).

**Modifications
du lait.**
La composition du lait est, du reste,
assez variable d'une femme à l'autre,
d'une tétée à l'autre, du début à la fin
de la même tétée. Plus on donne le sein, plus le lait est riche
en caséine. Le lait des femmes qui ont leur premier enfant
(primipares) est plus aqueux que celui de celles qui en ont
déjà nourri plusieurs (multipares). Une alimentation abondante, principalement quand elle est composée d'albuminoïdes (viande, lait), augmente la sécrétion du lait et surtout
la proportion de la caséine, du sucre et du beurre; une alimentation riche en substances hydrocarbonées (pain, sucre)
accroît la proportion du sucre.

**Insuffisance
de la lactation*.**
L'insuffisance de lait peut être temporaire, et il suffit, pendant quelques jours,
d'aider la mère par du lait d'ânesse ou
de vache pour voir la sécrétion devenir normale. Tel est le
cas chez nombre de nourrices où l'apparition des règles n'a
pas d'influence notable sur la santé de l'enfant, mais diminue
un peu la quantité de lait. Dans certains cas, cependant, il se
produit à ce moment de la diarrhée verte, de l'érythème*
des fesses et une diminution du poids de l'enfant. En général,
les femmes qui deviennent enceintes au cours d'un allaitement continuent d'avoir une quantité suffisante de lait et
ce lait est d'une composition normale; lorsque la grossesse
commence à être avancée, elles doivent s'aider avec du lait
de vache.

Les albuminuriques* peuvent nourrir leur enfant; cet allaitement ne nuit pas à leur traitement, même lorsqu'elles ont eu de l'éclampsie*.

**Interdiction
de l'allaitement.** Les femmes phtisiques et celles atteintes d'affection du cœur ne doivent pas nourrir, à cause de la fatigue qu'entraîne pour elles cette fonction. Exception peut être faite pour les formes légères des maladies du cœur, mais non pour les femmes tuberculeuses, quel que soit le degré de la maladie. Si le lait des vaches phtisiques est incriminé comme cause de contagion, comment permettre l'allaitement à des mères malades? Lors même que l'enfant ne contracterait pas la tuberculose par le lait, il peut être contaminé par les crachats, et il n'est pas douteux que de par sa naissance il est particulièrement *tuberculisable,* c'est-à-dire apte à contracter la tuberculose.

**Troubles de
sécrétion du lait.** Une émotion violente, un accès de colère, la fatigue ou, au contraire, l'insuffisance d'exercice, troublent la sécrétion lactée et provoquent de la diarrhée chez l'enfant. Les maladies légères, maux de gorge, rhume, par exemple, ont peu d'action sur le lait; il en est de même ordinairement d'affections plus sérieuses, comme la bronchite ou le rhumatisme; les modifications de la santé de l'enfant (troubles des fonctions digestives, agitation, cris, insomnie persistant pendant plusieurs jours) feront déterminer, suivant leur intensité, si on doit cesser l'allaitement. Dans les abcès du sein, il est nécessaire le plus souvent de n'employer que la mamelle saine, quitte à traire le lait de l'autre sein avec une téterelle* biaspiratrice (v. p. 86).

**Action de l'alcool
sur un
nourrisson.** L'usage exagéré des boissons alcooliques par la nourrice a une influence plus grave, car l'alcool passe en nature dans le lait une heure après l'absorption. Il peut provoquer chez le bébé de l'agitation, de l'insomnie et des convulsions, ainsi qu'on le verra dans l'observation suivante, empruntée au *Nourrisson* du professeur Budin:
« Il s'agissait d'une dame étrangère qui nourrissait son bébé. Sur les prescriptions de son médecin, disait-elle, elle

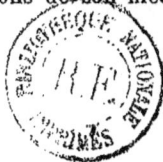

prenait beaucoup de vin de quinquina ; elle y ajoutait, du reste, pour se fortifier, du bordeaux, du champagne, de la bière brune et blonde, des liqueurs, etc. Son enfant, qui avait cinq semaines et dont le poids était de 4 800 grammes à la naissance, avait augmenté de 30 grammes par jour, il pesait près de 12 livres. Dans la nuit, il avait eu une première convulsion ; une seconde était survenue dans la matinée ; on m'appela en toute hâte. Je le vis vers midi ; j'appris que depuis quelques jours il paraissait nerveux, son sommeil était agité, il se réveillait facilement. Je pensai que le régime particulier suivi par la mère était la cause des accidents. Le Dr E. Perier, mandé près de lui sur mon conseil, l'examina à une heure de l'après-midi. On ne trouvait aucun symptôme pathologique du côté de la peau, de la bouche, des poumons, etc. ; mais l'enfant ayant été remis au sein, le doute ne fut plus permis : une troisième convulsion survint, plus violente que les précédentes. L'attaque dura plus d'une heure ; quand elle paraissait céder sous l'influence des inhalations de chloroforme, elle faisait place à un état convulsif permanent entrecoupé de véritables attaques qui se représentèrent à quinze reprises.

« L'allaitement maternel fut supprimé ; une autre nourrice lui fut donnée et le petit malade guérit. Il avait perdu en trois jours 200 grammes, qu'il reprit vite, et se mit à goûter ce sommeil calme, proverbial, des enfants, qu'il n'avait jamais connu depuis sa naissance. »

Assimilation* des éléments du lait. La totalité du sucre, la presque totalité de la caséine sont assimilées. Le beurre est absorbé dans la proportion de 96 pour 100. Si cependant le lait en contient trop, on doit prendre des mesures pour le rendre plus aqueux (v. p. 29).

Les médicaments et le lait. Un grand nombre de substances et notamment de médicaments (anis, absinthe, ail, chloral, opium, acide salicylique, iode, fer, mercure, plomb, bismuth) absorbés ou administrés à la nourrice se retrouvent dans le lait. Il y a donc lieu de l'inviter à s'abstenir de certains d'entre eux ou, au contraire, d'employer cette voie pour soigner indirectement le nourrisson.

Examen et appré-   Le lait est non dans le mamelon, mais
ciation de la   dans les conduits galactophores (*fig.* 4, 6) ;
sécrétion lactée.   pour le faire sortir artificiellement il faut
donc appliquer les doigts, le pouce d'un
côté, l'index et le médius de l'autre, à une certaine distance
de la base du mamelon, puis exercer une pression de dehors
en dedans et d'arrière en avant. Le lait sort alors du mamelon en jets très fins.

C'est par ce procédé qu'on peut traire la femme pour pouvoir juger les qualités de son lait et procéder, le cas échéant,
à un examen microscopique. On se souviendra que le lait du
début est plus liquide que celui qui vient ensuite.

Par ce procédé, également, on pourra nourrir quelques
jours l'enfant qui n'arriverait pas à téter.

Helot, de Rouen, a inventé un procédé de dosage pour
apprécier la qualité du lait de femme. Il consiste à remplir
une seringue de Pravaz de ce lait et à compter les gouttes
qu'on fait tomber en pressant le piston. Le bon lait donnera
35 gouttes, le lait insuffisant moins de 33 seulement.

Mais tous ces procédés sont, en somme, peu pratiques, et
c'est l'examen de l'enfant, les résultats de ses pesées qui font
le mieux apprécier les qualités ou les défauts du lait.

Fièvre de lait.   Autrefois on pensait, et cette opinion est
                 encore populaire, qu'au moment de la
montée laiteuse, il se produisait chez la mère-nourrice une
certaine fièvre, dite *fièvre* * *de lait*. En réalité il y a, en effet,
souvent un peu d'augmentation du pouls, mais la température
ne dépasse pas 37° 5. Dès qu'elle s'élève à plus de 38 degrés,
il y a lieu de rechercher la cause d'un état qui n'est pas
normal et nécessite, par suite, un examen médical.

Précautions   Si la mère ne doit pas nourrir, on entoure
en cas de   les seins d'ouate, qu'on maintient sans
non-allaitement.   compression avec un bandage de corps
                 ou une serviette pliée, et on peut les
oindre d'huile d'amandes douces matin et soir. Il est utile
aussi de diminuer la quantité de boisson et d'aliments pendant quelques jours. Si malgré cela les seins restent gon-
flés, on doit, pendant quatre jours, purger légèrement avec
un verre d'eau minérale purgative. Ces soins sont également
nécessaires lorsque l'allaitement est brusquement supprimé.

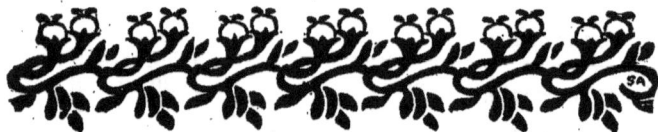

ALLAITEMENT ET CROISSANCE

I. — ALLAITEMENT NATUREL

1. — PAR LA MÈRE

L'allaitement naturel par la mère, qui dans 90 cas sur 100 peut et doit nourrir, est infiniment supérieur à tout autre mode d'alimentation pour le nouveau-né, même s'il ne peut être continué que *quelques mois* et même s'il ne doit être que *partiel*. On ne le répétera jamais trop : la première année et surtout les premiers mois de la vie sont les plus dangereux de l'existence entière, et le lait, les soins de la mère donnent à l'enfant le *maximum de chances de survie*. L'allaitement rend, en outre, on le verra plus loin, de grands services à la mère.

Sur le chiffre de 10 p. 100 de femmes ne pouvant nourrir, 5 p. 100 se produisent chez des personnes dont la sécrétion lactée est nulle (fait que des essais infructueux réitérés peuvent seuls démontrer) ou, cas plus fréquent, ayant une malformation non amendable par l'emploi de tétines ou sujettes à des crevasses persistantes ; le reste comprend les femmes auxquelles leur état de santé interdit de nourrir (v. p. 17).

Supériorité du lait maternel. Le lait de la mère est avantageux :

1º Parce que ce lait est *approprié à l'enfant,* tandis que le lait des animaux n'a pas la même composition et que, par suite, il est nécessaire de le modifier ;

2º Parce que ce lait a la *température* nécessaire, tandis que les autres laits, devant être chauffés, peuvent être pris trop chauds ou trop froids, et qu'ils ont déjà subi pour être conservés une première cuisson ;

3° Parce que le passage du lait s'effectue *directement* du sein à la bouche de l'enfant, tandis que les autres laits nécessitent l'intermédiaire d'un flacon, d'une tétine, pouvant être salis.

Avantages pour la mère. Toutes les femmes qui ont du lait doivent nourrir, non pas seulement dans l'intérêt de leur enfant, mais dans leur propre intérêt.

Quantité de femmes nerveuses, anémiques ou qui se plaignent sans cesse de migraines, de maux d'estomac, de névralgies dans le ventre, voient disparaître sous l'influence de l'allaitement tous ces troubles. L'appétit devient régulier, les digestions faciles, et le teint reprend sa fraîcheur.

La femme, au contraire, qui constituée pour faire une bonne nourrice n'allaite pas son enfant est fréquemment atteinte, par une sorte de dérivation de la nutrition, d'un embonpoint excessif, « son lait s'est tourné en graisse ». Cette obésité a, en outre, l'inconvénient de rendre la femme stérile.

Pour les mères, il n'y a pas d'âge pour nourrir, et des femmes très jeunes, de 17 ans, ou déjà mûres (42 ans), peuvent être de très bonnes nourrices ; cependant il ne faut pas dépasser cet âge, sous peine de rachitisme chez l'enfant.

Mécanisme de la tétée. Pour téter, le bébé fait successivement deux actes. Par le premier, la *succion* (*fig.* 10), il aspire le lait contenu dans le sein, en appliquant ses lèvres sur le mamelon et en rétractant en arrière la langue, d'où un vide relatif dans la bouche.

Par le second, la *déglutition* (*fig.* 11), il fait passer ce lait de la bouche dans l'œsophage ; mais pendant cette dernière phase, le lait doit traverser le pharynx, vestibule où se trouvent en haut les ouvertures des fosses nasales postérieures, en bas et en avant l'ouverture du larynx, en arrière celle de l'œsophage où il doit pénétrer, en évitant de remonter dans le nez ou de tomber dans le larynx et la trachée.

Pour que ce résultat soit obtenu, le voile du palais se relève et, aidé par ses piliers postérieurs, va fermer les

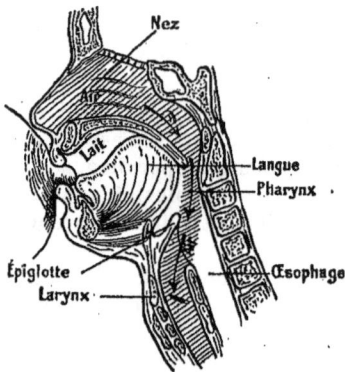

Fig. 10.
Premier acte de la tétée :
la succion.

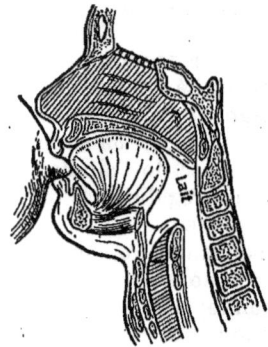

Fig. 11.
Deuxième acte de la tétée :
la déglutition.

fosses nasales ; d'autre part, la langue (ainsi qu'on peut le sentir sur soi-même en faisant un mouvement de déglutition) remonte, et l'orifice du larynx est fermé par l'abaissement d'un opercule spécial, l'épiglotte. Les voies de l'air sont ainsi obturées et le passage du lait est facilité : 1° par la langue qui le pousse en arrière ; 2° par la montée de l'œsophage qui accompagne le mouvement du larynx et s'avance ainsi vers le lait.

Une fois cette gorgée de lait avalée par l'œsophage, les voies de l'air se débouchent, et l'air peut de nouveau traverser le pharynx pour pénétrer dans le larynx et le poumon, pendant que l'enfant suce de nouveau une fraction de son repas. On peut s'assurer qu'il déglutit ensuite réellement, en sentant le larynx monter sous le doigt.

Conditions nécessaires pour la tétée.

État des organes.   *Bouche.* — Lorsque la langue de l'enfant est malade, dans le cas de muguet (v. p. 91), par exemple, les mouvements de cet organe sont douloureux et il peut arriver que le bébé se refuse à faire les mouvements de rétraction et d'élongation nécessaires pour effectuer le vide dans la bouche et presser le lait d'avant en arrière.

Contrairement au préjugé vulgaire, la brièveté du frein de la langue n'a aucune importance et ne nuit en rien à la succion. Sa section peut amener, au contraire, des accidents très graves par hémorrhagie.

Les déformations du bec *-de-lièvre rendent impossible la succion. Elles n'atteignent pas seulement les lèvres, mais aussi le palais qui, étant entr'ouvert, laisse la bouche communiquer avec le nez. Il est donc nécessaire d'employer le gavage (v. p. 87).

Arrière-gorge. — Le lait qui revient de l'estomac pendant les vomissements peut passer dans le larynx au moment où il traverse l'arrière-gorge et provoquer l'asphyxie, surtout si l'enfant est couché sur le dos ; il y a donc grande utilité à le faire coucher sur le *côté*, de façon à faciliter cette évacuation.

Fosses nasales et voies aériennes. — Pour que l'enfant tette régulièrement, il faut que la fonction respiratoire s'effectue exclusivement par les fosses nasales, sans quoi il est forcé de s'interrompre de téter pour respirer.

Lorsque ce fait se produit, il convient donc de voir si le nez n'est pas obstrué et de le débarrasser avec un petit tortillon d'ouate.

Le rhume de cerveau fatigue beaucoup les bébés à cause de cet inconvénient. Il importe aussi de veiller à ce que le sein très gonflé, en s'appliquant sur les narines, n'empêche pas l'accès de l'air. On aura soin dans ce cas de déprimer légèrement avec le doigt le sein au niveau des narines.

Pour la même raison, la mère ou la nourrice ne donnera jamais le sein le jour et surtout la nuit, étant couchée ; car, si elle s'endort, le bébé peut être asphyxié par la compression du sein. Ce résultat s'est produit nombre de fois.

Par contre, lorsqu'on veut interrompre la succion, il suffit de pincer le nez du bébé, il s'interrompra de lui-même de téter pour respirer.

Précautions pour le mamelon. L'épiderme du mamelon est très mince et très fragile ; or il importe beaucoup de le préserver, car s'il tombe prématurément il se forme des fissures, des *crevasses* qui, outre qu'elles sont douloureuses, sont des portes ouvertes à l'infection. S'il se produit du pus à la surface de ces petites plaies, ce pus est résorbé* par les lymphatiques, d'où création d'une *lymphangite**, soit *superficielle* qui se manifeste par des lignes rouges ou une rougeur diffuse, soit *profonde* avec augmentation de volume du sein, qui devient très douloureux. L'une et l'autre peuvent aboutir à des abcès.

Pour éviter ces accidents, on aura soin :

1º Pendant le dernier mois de la grossesse, de faire des *lotions quotidiennes* sur le mamelon avec de l'eau-de-vie et de le frotter avec une boulette d'ouate hydrophile* trempée dans ce liquide ;

2º De ne laisser l'enfant au sein que le *temps exact* qu'il doit téter et de ne pas le laisser mâchonner le bout du sein sans utilité en s'endormant. Il faut, en outre, laver soigneusement le mamelon *avant* et *après* chaque tétée avec de l'eau bouillie tiède.

On essuiera aussi la bouche de l'enfant avec un linge fin après chaque tétée.

Il peut se produire quelquefois sous l'épiderme, par l'action d'un enfant vorace tirant trop fort sur le mamelon, une ecchymose due à un épanchement de sang et qui peut être l'origine de crevasses.

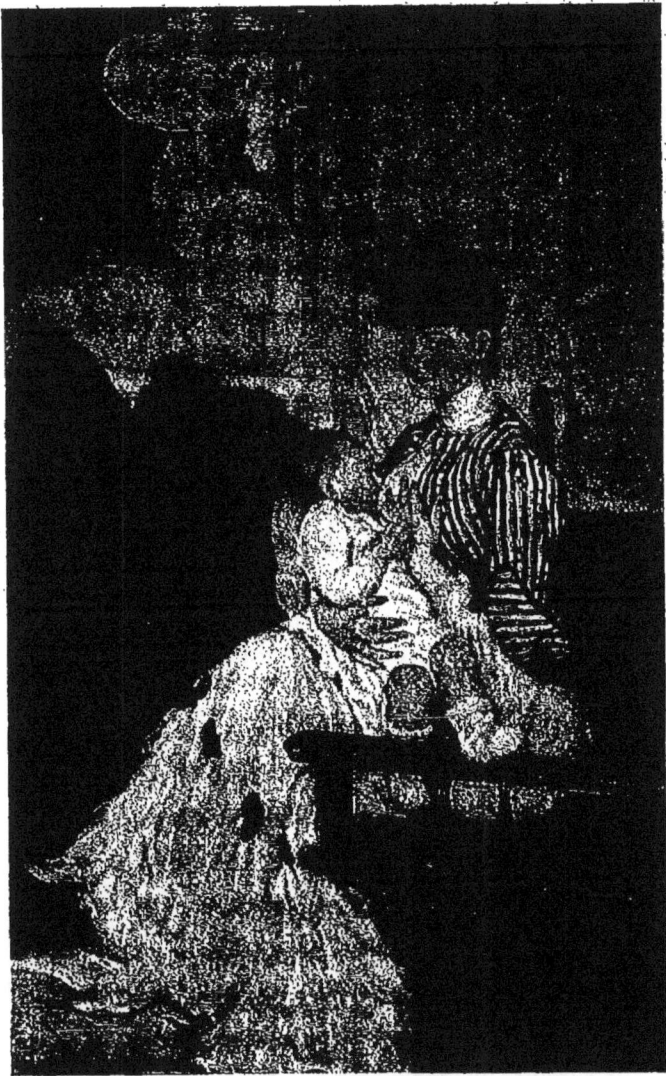

Fig. 12. — Position de la mère pendant la tétée.
(Fragment d'un tableau de H.Caro-Delvaille. — Phot. Crevaux.)

***Position de
la mère
et de l'enfant.***
La position de l'enfant pendant la tétée varie suivant celle qu'est obligée de garder la mère. Les premiers jours où elle reste étendue, la maman se couchera un peu sur le côté dont elle donne le sein.

Plus tard, lorsqu'elle peut s'asseoir sur son lit, elle place l'enfant transversalement appuyant la tête sur son bras, au besoin exhaussé un peu par un coussin.

Lorsqu'elle a quitté le lit, elle s'assoit (*fig.* 12), en mettant ses pieds sur un escabeau de façon à élever assez ses genoux pour que l'enfant qui y repose soit à la hauteur des seins sans qu'elle ait besoin d'incliner le buste, ce qui la fatiguerait bientôt. Pour faciliter la sortie du lait, la maman prend son sein à pleine main en plaçant le bout du mamelon entre le doigt du milieu de la main, le *médius*, et l'index, et avec ces deux doigts presse légèrement sur le sein de façon à rendre le mamelon plus saillant et à faire jaillir quelques gouttes de lait, ce qui excite l'enfant à continuer à sucer et à téter.

Son instinct lui apprend vite ce qu'il doit faire, et s'il s'interrompt (quelquefois en criant), c'est que le sein couvre ses narines et que pour respirer il doit rejeter la tête en arrière. Il suffit alors de presser avec un doigt sur le sein pour permettre à l'air d'arriver à la narine. Si, ce qui arrive quelquefois, l'enfant ne veut pas téter, après s'être assuré que le nez n'est pas obstrué il faut le recoucher sans *rien* lui donner et le remettre au sein une heure plus tard.

***Nourriture
du premier jour.***
Le premier jour, l'enfant ne prend presque rien ; cependant on doit lui présenter le sein trois ou quatre fois dans la journée, pour exciter la montée laiteuse. Le colostrum qu'il absorbe ainsi a une bonne influence sur l'évacuation du méconium. Lorsque la mère a déjà été nourrice, elle a du lait et lui en donne 20 à 30 grammes.

Au besoin, elle lui donnera quelques cuillerées à café de lait de vache bouilli, coupé d'eau peu sucrée, bouillie également; mais on évitera de le gorger d'eau sucrée additionnée ou non d'eau de fleur d'oranger. Les mères et surtout les grand'mères ont le tort de croire que les vomissements qu'elles provoquent ainsi (évacuations de *flegmes**) ont un effet bienfaisant. Le nourrisson proteste du reste, à sa façon, par ses cris et l'agitation de son sommeil, contre cet abus de liquides sucrés.

Fonctionnement de l'allaitement. Pendant le premier mois les tétées s'effectueront aussi régulièrement que possible, toutes les deux heures dans la journée (7 h., 9 h., 11 h., 1 h., 3 h., 5 h., 7 h., 9 h.) et une à deux fois la nuit, soit 8 à 10 fois. Le second mois et jusqu'au cinquième les tétées auront lieu toutes les 2 heures et demie le jour et une fois la nuit, ensuite toutes les trois heures seulement. La nuit on ne réveillera pas l'enfant, mais le jour on devra le faire si son sommeil a excédé de plus d'une heure l'intervalle fixé. La quantité de lait étant, en général, plus grande le matin, l'intervalle pourra être plus allongé à ce moment que l'après-midi. On donnera un sein différent à chaque tétée.

La durée de la tétée sera en moyenne de dix minutes, au maximum de quinze, sous peine de gerçures du mamelon et d'abcès du sein pour les raisons données page 24, sans compter les douleurs de ventre qu'entraîne pour la mère la persistance de la même position.

Quantité absorbée. Budin et Comby donnent les moyennes suivantes :

Jours.	Quantité totale do grammes par jour.	Quantité de grammes par tétée.
1er	15-30	3-4
2e	160	15-20
3e	285	25-30
4e	360	35-40
5e	430	40-45
6e, 7e, 8e	470-500	45-50
9e et 10e	515-540	50-55
11e-30e	600	60

1er mois.

Mois.	Quantité totale de grammes par jour.	Quantité de grammes par tétée.
2e et 3e mois. . . . . . . , .	700	70
4e,5e,6e —	800	100-120
7e-10e —	900-1000	150

Notre maître Pinard indique des chiffres bien supérieurs, car il estime que du cinquième au trentième jour l'enfant peut prendre d'un demi-litre à un litre par jour. Il est bien entendu que ce sont là des moyennes et que la quantité absorbée par les bébés varie beaucoup sans que pour cela l'enfant en souffre.

En général, il prend d'abord environ 1/6 de son poids, puis 1/7 (troisième mois), 1/8 (huitième mois) ; l'enfant débile pesant moins de 2500 grammes doit absorber, jusqu'à ce qu'il ait le poids normal, 1/5 de son poids.

Allaitement satisfaisant. Le bébé qui a pris la ration nécessaire, ni trop, ni trop peu, après avoir tété tranquillement, sans hâte excessive, garde ce qu'il a pris, s'endort ou, remis dans son berceau, ne crie pas et reste un certain temps les yeux ouverts, l'air satisfait, puis ferme les paupières, et son sommeil est calme, sa respiration presque insensible.

Allaitement surabondant. Si l'enfant prend trop de lait, soit qu'il tette voracement en quelques instants, par fortes lampées, une quantité considérable de liquide, soit qu'au contraire il arrive au même résultat par un séjour trop long au sein, en général il vomit.

Tantôt le vomissement a lieu immédiatement après la tétée (*régurgitation*) : le lait alors sort sans avoir été modifié; tantôt il ne se produit que 20 à 40 minutes après la tétée (*vomissement proprement dit*) et alors le lait rendu est à moitié coagulé, forme des grumeaux et répand une odeur aigrelette. La conséquence de cette suralimentation est surtout la diarrhée ; aussi les aug-

mentations quotidiennes très supérieures aux moyennes
et qui atteignent quelquefois jusqu'à 130 grammes par
jour ne sont pas à désirer. Elles sont même plus nuisi-
bles qu'une petite insuffisance alimentaire sans troubles
digestifs.

La suralimentation peut être due : 1° A un excès de
qualité du lait, qui contient trop de beurre (60 à 85 au
lieu de 35 p. 1000), excès qu'on retrouve dans les selles
du nourrisson. On y remédiera en faisant boire abondam-
ment la mère, en réduisant sa nourriture et en l'obli-
geant à des promenades ; en donnant à l'enfant une cuillerée à café d'eau de Vals (Perle n° 5) au début de la tétée.

2° A un excès de *quantité* du lait. On réduira alors la
durée de la tétée suivant ce que la balance montrera
que le nourrisson absorbe en dix, cinq, ou deux minutes.

La surabondance de lait ne provoque pas seulement
la diarrhée : elle semble l'origine, au moins chez les prédisposés, de l'*eczéma**, qui martyrise si souvent les enfants
par ses démangeaisons, les mères par l'insomnie qu'il
leur procure. Notons, en passant, qu'une augmentation
brusque de poids *au cours* d'une maladie n'est généralement pas un bon signe.

Allaitement   Il convient de se défier : 1° des en-
    insuffisant.   fants qui sucent longtemps mais n'a-
valent pas : on a vu, page 24, qu'ils
altèrent le mamelon ; en outre, ils dépérissent ; 2° des
enfants qui pâlissent en tétant, ils s'épuisent sans résultat ; 3° des enfants trop *sages* qui tettent longtemps,
dorment beaucoup et sont *constipés ;* il y a grande chance
qu'ils s'alimentent insuffisamment.

L'insuffisance d'accroissement peut être due soit à l'insuffisance de *quantité* de lait, soit à l'insuffisance de sa
qualité, le liquide contenant trop de beurre. La sécrétion
peut avoir l'abondance normale ou être même exagérée.
Dans ce cas, il suffit de faire évacuer le lait qui vient au
début après un repos et qui est trop faible.

Il y a des enfants chez lesquels les sécrétions digestives sont insuffisantes et qui, par suite, ne sont pas en état d'assimiler le lait, cependant de bonne qualité, qu'ils reçoivent. Il faut les mettre à même de digérer en suppléant temporairement à l'insuffisance de fonctionnement de leur estomac par du suc gastrique artificiel, c'est-à-dire de la pepsine*.

Enfin, certains enfants ne supportent pas le lait de femme, pas plus celui de leur mère que d'une étrangère, alors que ces liquides analysés possèdent cependant la composition normale. Après chaque tétée ils présentent des troubles sérieux (pâleur, demi-syncope, diarrhée) et se portent très bien, au contraire, dès qu'on leur donne du lait de vache. C'est là une curieuse exception.

Contrôle du bon allaitement. Le contrôle d'un bon allaitement se fait :

1° Par les *pesées* (v. p. 48).

2° Par l'*examen de l'enfant*, dont le visage rond et plein, aux chairs fermes, à la peau rose, tendue et marbrée,

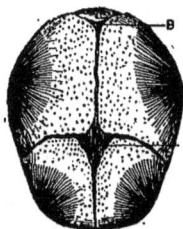

Fig. 13. — Suture et fontanelles d'un enfant bien portant :
A, Fontanelle antérieure; B, Fontanelle postérieure.

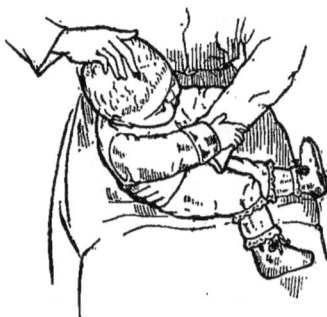

Fig. 14.
Contrôle de l'état des fontanelles.
(Balance du pauvre.)

présente des fossettes; la *suture membraneuse* (*fig.* 13), qui chez le bébé recouvre l'espace séparant les os au milieu de la partie supérieure du crâne, est souple, légèrement tendue, large; et l'espace qui sert de point de réunion à ces os, la *fontanelle* antérieure*, est également très large (3 centimètres pendant les premiers mois), puis se réduit progressivement jusqu'au quinzième mois. Notre éminent maître Pinard attache une telle importance à l'état de cette suture et de cette fontanelle qu'il appelle *la balance du pauvre (fig.* 14) le doigt qui constate leur bon état. Le sommeil est calme.

3° Par l'*examen des selles*, qui à l'état normal sont jaunes, homogènes, bien liées, sans odeur et en nombre suffisant chaque jour : 2 à 6 le premier mois, 2 à 4 jusqu'au sixième mois, puis 1 à 2.

4° Par l'*examen des urines*, qui sont transparentes, incolores, sans odeur, et abondantes.

Contrôle du mauvais allaitement. Le contrôle du mauvais allaitement se fait :

1° Par les *pesées* (v. p. 48).

2° Par l'*examen de l'enfant*, dont le visage est pâle, les chairs molles, la peau ridée, flasque, la suture si étroite (*fig.* 15) que les os peuvent même chevaucher l'un sur l'autre (indice grave) et que la fontanelle antérieure est déprimée en creux par suite de la résorption du liquide qui entoure le cerveau, l'enfant s'alimentant aux dépens de lui-même. Le nourrisson s'agite et dort mal.

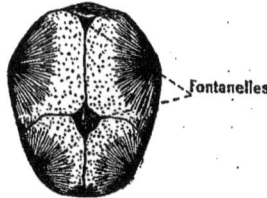

Fig. 15. — Suture étroite, fontanelle déprimée d'un enfant mal portant.

3° Par l'*examen des selles*, qui peuvent être soit rares, plus consistantes, difficiles à expulser, mais de couleur ordinaire : le bébé est constipé, et si cet état coïncide avec une diminution de poids, il est la marque d'une insuffisance d'alimentation; soit pâles, blanchâtres, parsemées de grumeaux indiquant une insuffisance de digestion du lait; soit liquides, jaunes, puis vertes immédiatement après l'expulsion ou après un certain temps, et fétides : la couleur verte surtout, lorsqu'elle s'accentue et apparaît dès l'évacuation, indique qu'il faut intervenir.

4° Par l'*examen des urines*, qui sont peu abondantes (alimentation insuffisante) ou colorées en jaune et odorantes, indice souvent aussi d'une mauvaise digestion, surtout si l'enfant est nourri exclusivement au sein, car l'alimentation artificielle donne cette couleur et cette odeur aux urines.

Hygiène de la mère-nourrice.

Alimentation et exercice. L'alimentation de la nourrice ne doit avoir rien de particulier. Il est tout à fait inutile et même nuisible de lui faire prendre beaucoup de viande. Les féculents (haricots, lentilles), les purées de pomme de terre, les marrons sont utiles; les choux, l'ail, les oignons, les asperges ont dans certains cas, au contraire, une action mauvaise, les essences que contiennent ces légumes passant dans le lait ; il en est de même du gibier, surtout faisandé, et dans une certaine mesure des conserves de viande; mais l'essentiel est que l'*alimentation soit variée, suffisante,* mais *non surabondante.*

La maman aura soin de goûter à quatre ou cinq heures avec du pain, du fromage ou des confitures. Comme boisson, elle prendra une bouteille de vin coupé avec de l'eau par jour à ses repas et pourra boire dans l'intervalle de la bière légère ou du cidre (un litre au maximum), ou mieux du *lait.*

La surabondance de liquide rend trop légère la sécrétion lactée, et si ces liquides sont alcoolisés, provoque des troubles graves chez l'enfant : insomnie, agitation, convulsions (v. p. 17); la nourrice ne doit donc absorber *aucune boisson spiritueuse* (eau-de-vie, liqueurs). La mère-nourrice fera chaque jour de l'exercice ; une *heure de marche* au moins par jour et deux en moyenne sont nécessaires, mais cette marche sera coupée de repos. Le surmenage, par contre, diminue la sécrétion lactée. On a vu, pages 15, 17, les autres influences qui peuvent agir sur cette sécrétion.

Les maladies aiguës de courte durée (angine, grippe, fièvre puerpérale*) ne doivent pas faire supprimer l'allaitement; il en est de même pour les lymphangites du sein; mais on réduira le nombre des tétées suivant la fatigue de la mère, quitte à l'aider, comme on le verra plus loin, en donnant au bébé du lait de vache pendant quelques jours.

Repos et sommeil. Le sommeil est indispensable à une maman qui nourrit. Du moment que l'enfant a eu ses repas aux heures prescrites et qu'on s'est assuré que rien ne le gêne, il faut le laisser crier, et l'éloigner au besoin de la mère pour qu'elle puisse reposer. Il finira bien par s'endormir, s'il a tout ce qui lui est nécessaire.

Si, au contraire, on se prête à ses caprices, si on oublie qu'il faut l'habituer à dormir la nuit, il s'accoutumera à veiller à l'heure où l'on repose et tiendra tout le monde sur pied, au grand détriment de la santé de sa maman qui, fatiguée, lui donnera du mauvais lait et accroîtra par suite son agitation. Cette éducation du bébé doit commencer dès les premiers jours.

Bouts de sein ou téterelle. Si le mamelon n'est pas assez long pour que l'enfant tette bien, ou s'il est utile de le protéger contre la succion directe par suite d'une irritation temporaire (lymphangite), la maman fera usage de bouts* de sein (*fig.* 16). Ils sont formés d'une sorte d'entonnoir en verre qu'on coiffe d'une tétine* en caoutchouc percée de petits trous et qu'on place dans la

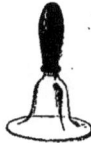

Fig. 16.
Téterelle
simple.

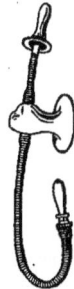

Fig. 17.
Téterelle
biaspiratrice.

bouche de l'enfant. Cet instrument sera soigneusement nettoyé après chaque tétée et placé dans un verre d'eau contenant de l'eau bouillie. Quand l'enfant est débile et n'a pas la force de téter, on se sert pendant quelques jours d'une téterelle* biaspiratrice (*fig.* 17) qui permet à la mère de faire elle-même l'aspiration du lait, lequel s'écoule ensuite dans la bouche de l'enfant (v. p. 86).

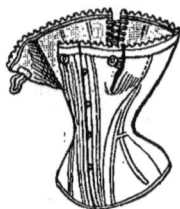
Fig. 18.
Corset de nourrice.

Corset de nourrice. Le corset de nour-rice (*fig.* 18), dont la mère doit faire usage, sera serré très lâchement, de façon à ne pas gêner le développement des seins ; des ouvertures permettent d'allaiter facilement le bébé.

2. — NOURRICES SUR LIEU ET NOURRICES A LA CAMPAGNE

A défaut de la mère, le nouveau-né peut être allaité par une *nourrice sur lieu,* c'est-à-dire qui vient habiter avec la famille de l'enfant, ou par une nourrice *à la campagne,* qui l'emporte, au contraire, chez elle.

Nourrices sur lieu.

Loi Roussel. D'après la loi Th. Roussel, « toute personne qui veut se placer comme nourrice est tenue de se munir d'un certificat du maire de sa résidence, si son dernier enfant est vivant, et cons-tatant qu'il est âgé de 7 *mois révolus* ou, s'il n'a pas atteint cet âge, qu'il est allaité par une autre femme ». Si cette juste prescription était exécutée, les nourrices *sur lieu* pourraient sans trop de risques pour leur propre bébé rendre ce service ; malheureusement, trop souvent la loi est lettre morte et la conséquence est une effrayante mortalité des enfants de nourrice (50 p. 100 dans cer-

tains départements), ce qui rend absolument immoral
ce métier.

Conditions   Les conditions à rechercher sont :
à rechercher.   1° Avoir de préférence de *20* à
                         30 ans, cette période étant celle où
les femmes ont le plus de lait et le conservent plus longtemps, et avoir *déjà été nourrice*, ce qui a appris à
soigner un bébé.

2° Être accouchée depuis 2 mois au moins, 8 mois au
plus. Cependant cette dernière condition n'est pas
absolue, nombre de femmes continuant à pouvoir bien
allaiter après cette période, et les prescriptions de la loi
Roussel concilient tous les intérêts.

3° Être d'une bonne santé (pas de traces de scrofule au
cou, de tuberculose, ni de syphilis). Mamelons bien con-
formés, nodosités apparaissant à la pression sur la mamelle, qui donne facilement du lait.

4° Présenter son propre enfant bien portant.

Moyens de se   *Exiger* le livret de nourrice, « qui,
préserver contre   soutiendra-t-elle souvent, est en-
les fraudes[1].   core à la préfecture pour être sou-
                         mis au visa et qu'on ne recevra que
dans un jour ou deux ».

Prendre à part la nourrice et ne pas accepter que la
directrice du bureau réponde pour elle. S'enquérir soigneusement : 1° si la nourrice vient réellement de la campagne *directement* ou si, au contraire, elle a fait depuis
un séjour dans une ville ; 2° si elle était occupée aux
champs ou dans une fabrique ; 3° du lieu du dernier accouchement ; 4° si les grossesses ont été très rappro-
chées. Demander des certificats *récents* de moralité.

---

(1) Extrait du *Dictionnaire de Médecine usuelle,* de l'auteur
(Librairie Larousse, édit.). On trouvera dans cet ouvrage le règle-
ment des bureaux de nourrices à Paris, où sont indiquées les obligations des maîtres.

Faire examiner la nourrice et son enfant par le médecin, *chez lui*, de façon que l'examen puisse être *complet* et
qu'il puisse affirmer qu'elle n'est pas atteinte d'une
affection contagieuse. En dehors des maladies vénériennes, si graves pour les bébés, il n'est pas rare d'observer des maladies des cheveux et notamment la pelade,
dont une des formes se produit chez les femmes affaiblies
par de grandes émotions morales.

Une nourrice dont les seins sont mous et flasques quand
on l'examine dira toujours que son enfant *vient de téter* et
qu'il *a vidé les deux seins :* le fait seul qu'un enfant
épuise les deux seins en une seule tétée atteste la faiblesse de la sécrétion lactée. La meilleure façon de
contrôler les dires de la nourrice consiste à lui faire donner
le sein, *devant soi,* à son propre enfant. Il serait bon de
voir l'acte de naissance de cet enfant, celui-ci pouvant
avoir été emprunté à une amie complaisante.

***Inconvénients
des nourrices.*** Il est utile de dire tout d'abord que
la France est un des rares pays où
l'allaitement est une industrie; par-
tout ailleurs la nourrice mercenaire est un cas excep-
tionnel.

On a vu précédemment que fréquente est la fraude con-
sistant à tromper les parents sur la quantité réelle de lait
que la nourrice peut donner, sur les dangers de contagion de graves maladies qu'elle peut transmettre au bébé;
il faut ajouter que : 1° si elle est à sa première nourriture, de par son insuffisance d'instruction et d'éducation, elle est plus ignorante des soins à donner au bébé
que sa maîtresse, qui pour se préserver d'une erreur, a
au moins l'inquiète affection maternelle; 2° si elle a été
plusieurs fois nourrice, il y a lieu de se défier de ses
idées, de ses manies. Sa conduite est trop souvent guidée
par son instinct exclusif et ses passions, dont nous ne
pouvons ici que répéter les dangers déjà cités dans ce
livre : enfant qu'on endort avec des tisanes de pavot
dans le seul but de ne pas être réveillée la nuit; enfant

qu'on couche auprès de soi, malgré le risque de l'étouffer ; enfant auquel on donne des convulsions par des abus de boissons.

Lorsque, lassé par ses exigences, on est obligé de changer de nourrice, l'enfant pâtit pendant l'interruption. Il ne faut cependant pas hésiter à le faire s'il y a nécessité.

Hygiène de la nourrice. *Toutes* les prescriptions indiquées pages 24-33 pour les heures d'allaitement et l'hygiène de la maman-nourrice sont applicables à la nourrice rétribuée, non pas seulement dans son intérêt, mais dans l'*intérêt du nourrisson*.

Si elle ne se promène pas, si elle se fatigue trop, l'enfant souffre. Il en est de même si on l'oblige à obéir à tous les caprices du bébé et notamment à le bercer la nuit, ou à lui donner à téter pendant les heures de repos. La nourrice qui ne dort pas suffisamment donne, comme la mère, du mauvais lait.

Nourrices à la campagne.

Dangers de ce mode d'allaitement. On a vu le sort des enfants de nourrice ; lorsque, au contraire, l'enfant est emporté chez elle par la *nourrice à la campagne*, c'est le bébé dont on paye l'allaitement qui trop souvent est mal nourri. Certes il est des nourrices à la campagne qui sont honnêtes et soigneuses de leur nourrisson, mais plus nombreuses sont celles qui négligent leur devoir. La nourrice garde son sein pour son propre enfant et donne à son pensionnaire du lait de vache dans un biberon plus ou moins sale, de la soupe, voire bien d'autres choses, de la bouillie de pomme de terre, de la viande, du poisson, des légumes quelconques, des tisanes toxiques, comme il est dit plus haut.

Déjà exposé à de nombreux dangers par la longueur souvent très grande du voyage et les conditions défectueuses dans lesquelles il s'effectue, le bébé souffre, et comme son tube digestif (v. p. 10) n'est pas disposé pour l'alimentation anormale qu'on lui donne, il a une diarrhée persistante qui finit par l'enlever. La mortalité atteint 80 p. 100 dans certains départements (1).

Le nombre des femmes qui ne peuvent pas nourrir parce qu'elles n'ont pas de lait est insignifiant, mais il en est beaucoup auxquelles, par suite de leurs occupations (ouvrières, domestiques), l'allaitement est impossible. Il est *indispensable,* si elles veulent sauver leur enfant, qu'elles surveillent la nourrice en venant *à l'improviste* vérifier ce qu'elle fait et en recommandant le bébé au médecin inspecteur du premier âge de la circonscription.

II. — ALLAITEMENT MIXTE
ET ALLAITEMENT ARTIFICIEL

1. — ALLAITEMENT MIXTE

L'*allaitement mixte* est celui où la mère s'aide de lait d'animaux, soit d'une façon générale parce qu'elle n'a pas assez de lait, soit temporairement au début ou à la fin de la lactation, au moment de ses règles, à l'occasion d'une fatigue ou d'une courte maladie, ou parce que ses occupations ou simplement des obligations mondaines l'empêchent de donner régulièrement son lait à l'enfant.

Certaines femmes ont du lait, mais on doit savoir qu'il vient quelquefois en quantité suffisante seulement après un et même deux mois.

L'allaitement mixte, en conservant au bébé les soins de la mère, a une action très bienfaisante et donne des résultats infiniment supérieurs à l'envoi de l'enfant en nourrice. Il peut être employé dès les premiers jours s'il y a nécessité.

---

(1) V. chapitre *Causes de la mortalité,* page 76.

Quantité à donner. On peut facilement remplacer une ou deux tétées chaque jour par du lait d'animal, mais en ayant soin de ne pas trop espacer les tétées, sans quoi la sécrétion finirait par disparaître. Il convient de ne supprimer qu'une de ces tétées le matin et une l'après-midi, c'est-à-dire de ne pas dépasser 6 heures sans donner le sein. Ce mode de procéder vers le 6° ou le 8° mois a l'avantage de faciliter le sevrage. Le professeur Pinard conseille au début de ne donner le lait qu'après avoir mis l'enfant au sein de la mère et comme complément de ce qu'elle a fourni. Le lait maternel fait digérer le lait d'animal.

Laits d'animaux. On emploie le lait de trois animaux, les ânesses, les chèvres et surtout la vache (1) :

Anesse. — Les enfants le digèrent en général assez bien, mais il est peu riche en beurre, ce qui amène à en prendre beaucoup plus que de lait de vache (près du double) et à n'en faire usage que dans les premiers temps après la naissance.

On doit le recevoir, après chaque traite du matin et du soir, dans des vases lavés à l'eau bouillante, le chauffer à 37° au bain-marie. Il se conserve mal, ne peut être bouilli et coûte très cher.

Chèvre. — Le lait de chèvre contient plus de beurre que celui de femme, mais moins de sucre.

On habitue la bête à se laisser téter par un bébé, mais cela n'est possible qu'à la campagne.

(1) Voici la composition comparative de ces laits (d'après Dujardin-Beaumetz) :

	FEMME	ANESSE	VACHE	CHÈVRE
Densité.	1 033,50	1 032,10	1 033,40	1 038,85
Eau	900,10	914,00	910,08	869,52
Extrait sec.	133,46	118,10	123,32	164,33
Beurre	43,43	30,10	34,10	60,68
Lactose (sucre de lait).	76,14	69,30	52,16	48,56
Caséine (albumine) . . .	10,52	12,30	28,12	44,37
Sels	2,14	4,50	6,00	9,10

Vache.— Le lait de vache se rapproche de la composition de celui de femme pour le beurre, mais il est moins sucré et contient plus du double de matière albuminoïde.

La composition de ce lait varie, du reste, beaucoup d'une race à l'autre, et même d'une vache à l'autre, suivant l'alimentation qu'elle reçoit.

Les vaches doivent :

1º Être saines (le lait de vaches atteintes de fièvre aphteuse ou de tuberculose est dangereux);

2º Être nourries normalement (les drèches* données en grande abondance nuisent au lait).

Le lait doit provenir de la *traite complète*, le liquide étant trop aqueux au début et contenant trop de graisse à la fin. Il est préférable de donner le lait mélangé de plusieurs vaches.

Modes d'emploi. Le lait d'ânesse se donne *pur*, ainsi que le lait de chèvre. (Ce dernier, pas au début, car il est très riche en caséine.)

En général le lait de vache doit aussi être donné *pur*. Cependant, les premiers jours on peut le couper dans la proportion de moitié, puis diminuer progressivement de façon à arriver en quelques jours au lait pur.

En tout cas l'eau employée aura toujours été préalablement bouillie.

On pourra, si l'enfant ne le prend pas facilement, y ajouter 10 grammes de sucre par litre, pour le rendre plus agréable et plus voisin de la composition du lait de femme.

Lorsque le beurre y dépasse la normale et que l'enfant présente des troubles digestifs, on doit y ajouter pendant quelque temps de l'eau de Vals ou de l'eau de chaux.

Altération du lait. Le lait dans les grandes villes et souvent aussi à la campagne, notamment au moment des villégiatures, où la quantité des demandes augmente alors que la production n'est pas très accrue, ne contient souvent que 30, 20 et même

15 p. 100 de beurre au lieu de 40. Le lait a été *mouillé*, *écrémé*, ou à la fois mouillé et écrémé.

D'après des analyses faites en 1900 par M. Staes-Brame, directeur du bureau d'hygiène de Lille, certains laits ne contenaient que 4 grammes et même 2^{gr}, 5 de beurre. Les quartiers de cette ville où la mortalité infantile est la plus considérable sont ceux que la vérification montre comme ayant les plus mauvais laits.

D'autre part, les microbes sont très abondants dans le lait ; les uns proviennent de la vache, les autres de la malpropreté de l'air, des doigts, des vases où il est reçu, de l'eau qui y est ajoutée frauduleusement, des gouttelettes qui tombent du couvercle (lorsqu'il ne vient pas d'être lavé à l'eau bouillante), où se concentre la vapeur d'eau qui s'élève du lait pendant son ébullition. Les microbes se multipliant très rapidement, il convient d'autant plus de les détruire avant que le bébé absorbe ce lait, qu'ils trouveront un champ particulièrement favorable chez les petits enfants.

La congélation et la pasteurisation à 60° *arrêtent* la multiplication des microbes, que peut seule *supprimer* la stérilisation.

Stérilisation. La stérilisation peut être ou *définitive* ou *temporaire*.

La STÉRILISATION TEMPORAIRE (24 heures) peut s'effectuer de deux façons :

1° Par l'*ébullition* du lait dans une casserole ouverte, très propre, en se souvenant que le lait *monte* entre 75° et 80°, mais qu'il ne bout qu'à 101°. On doit donc enlever la *peau* au moment où elle apparaît sur le lait et le laisser bouillir ensuite 5 minutes. On le conserve après cela au frais dans un vase couvert, passé préalablement à l'eau bouillie.

2° Par le *chauffage au bain-marie* (*fig.* 19), dans une marmite remplie d'eau, de petites bouteilles contenant chacune la dose de lait nécessaire à un repas de l'enfant et dont l'ensemble forme la dose qu'il prend en un jour. Chaque bouteille est bouchée par une fermeture hermétique en caoutchouc.

L'ébullition de l'eau du bain-marie doit être prolongée pendant 40 minutes, puis les bouteilles sont placées dans un endroit frais.

La STÉRILISATION DÉFINITIVE, où la température du lait

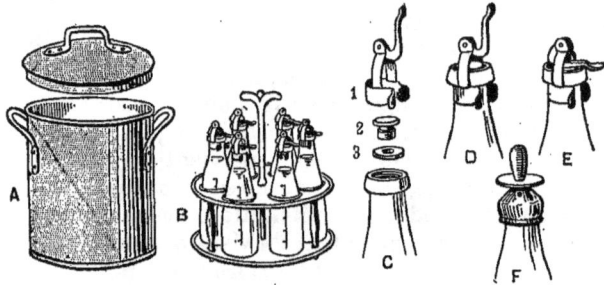

Fig. 19. — Stérilisateur (modèle Raynal).

A, Marmite bain-marie en métal étamé; B, Porte-bouteilles; C, Fermeture, composée de : 1, obturateur; 2, disque en verre; 3, rondelle en caoutchouc qui repose sur un rebord rodé à la partie supérieure du goulot, ce qui supprime tout contact entre elle et le liquide contenu dans la bouteille; D, Bouteille avant l'abaissement de l'obturateur; E, après l'abaissement de l'obturateur; F, Bouteille garnie de la téterelle pour les bébés.

est portée à 110°, s'effectue industriellement dans des appareils compliqués, inutiles à décrire ici.

Précautions Voici les précautions à prendre pour
à la maison. la bonne stérilisation du lait à la maison :

1° La fermeture par le bouchon en caoutchouc doit être *hermétique :* la dépression de ce bouchon en dedans de la bouteille doit donc être persistante. On n'enlèvera ce bouchon qu'au moment de la tétée.

2° Après l'ébullition les flacons seront conservés dans un endroit frais.

3° Au moment de s'en servir, on plongera le flacon dans de l'eau chaude (*fig.* 20) pour porter son contenu à

la température tiède nécessaire, et on appréciera cette
température en tâtant simplement la bouteille ou, ce
qui est préférable, en absorbant quelques
gouttes de lait dont on re-
connaîtra ainsi le goût.

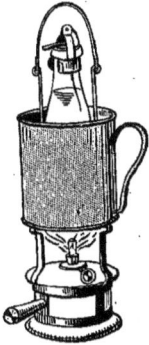

4° Appliquer alors la té-
tine (*fig.* 21), qui entre temps
aura été conservée dans de
l'eau bouillie après avoir été
soigneusement lavée.

5° S'il reste du lait dans le
flacon, le jeter, car il a été
souillé par les microbes de
la bouche qui ont pénétré
par l'ouverture de la tétine.

6° Laver le flacon avec de
l'eau carbonatée (cristaux
de carbonate de soude), ou savonneuse,
puis rincer à grande eau bouillie.

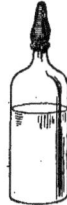

Fig. 20.
Appareil pour
réchauffer le lait.

Fig. 21.
Bouteille-
biberon
coiffée d'une
tétine en
caoutchouc.

7° Ne se servir d'un lait stérilisé la veille qu'après
une nouvelle stérilisation, qu'on ne devra pas répéter.
Si le lait n'est pas pris cette fois, il convient de le
jeter.

8° Si le lait doit être coupé d'eau, faire cette adjonction
avant la stérilisation.

Conditions du   Les conditions à remplir pour les
lait industriel.   laits stérilisés industriellement sont :

1° Contenir les quantités normales
de beurre, sucre, caséine, ce dont on s'assurera par
l'analyse.

2° Avoir l'apparence normale.

3° Ne pas dégager de gaz ni de mauvaise odeur à
l'ouverture.

4° N'avoir pas mauvais goût. Il est préférable de demander au marchand des bouteilles de la contenance
correspondante à une tétée ; la tétine sera alors appliquée
directement sur le flacon fourni par le marchand. Si le

lait doit être coupé, on emploiera de l'eau bouillie préalablement.

On fera tiédir ces bouteilles en les trempant dans l'eau chaude au moment de donner le lait à l'enfant.

Lait à préférer. La stérilisation à la maison au bainmarie sera toujours préférée lorsqu'on a la possibilité de s'assurer que le lait dont on dispose est de bonne qualité. Le lait contenu dans le flacon, n'étant ouvert que pour la tétée, n'a aucune chance de contamination, tandis que le lait bouilli dans une casserole passe dans deux récipients (verre et bouteille) avant d'être absorbé.

Dans le cas contraire, on emploiera le lait stérilisé industriellement, mais non ceux qui sont vendus comme ayant subi des modifications destinées à les rapprocher du lait maternel et que l'expérience a condamnés.

Biberon à tube et sucette. Les biberons* à long tube sont (*fig.* 22) innettoyables, d'où formation dans leur intérieur de colonies nombreuses d'organismes inférieurs qui témoignent de leur présence par l'odeur désagréable du tube. Avalé par l'enfant, le lait qui contient ces microbes lui donne une diarrhée à laquelle trop souvent il succombe. Le biberon à tube est une forme de l'*infanticide*. (Budin.) Les mères qui l'emploient lui donnent la préférence parce que l'enfant tette tout seul, sans qu'elles aient besoin de s'en occuper. Elles ne comprennent pas que c'est justement là ce qu'il ne faut pas, car l'enfant boit ainsi du lait froid et en prend plus ou moins qu'il n'est nécessaire.

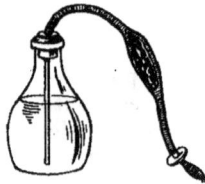

Fig. 22. — Biberon à tube, innettoyable.

Certaines personnes ont la mauvaise idée, pour amuser l'enfant ou tromper sa faim, de lui introduire dans la bouche une *tétine* en caoutchouc ou une *sucette** formée

d'un linge contenant du sucre ou une croûte de pain et
qui devient rapidement sale. Par l'une ou par l'autre
pénètrent de nombreux microbes qui sont l'origine de
graves diarrhées.

Cuiller, timbale,   On peut aussi donner le lait à la cuil-
      petit pot.   ler, à la timbale ou au petit pot, à
          condition que ces récipients aient été
passés *préalablement* à *l'eau bouillante.*

Position de   Quel que soit le procédé employé
l'enfant pour   pour donner le lait, on doit se sou-
prendre le lait.   venir que :
          1° Il faut aller lentement (la tétée
au sein dure 10 minutes à un quart d'heure);
  2° Le bébé doit être tenu verticalement ou un peu

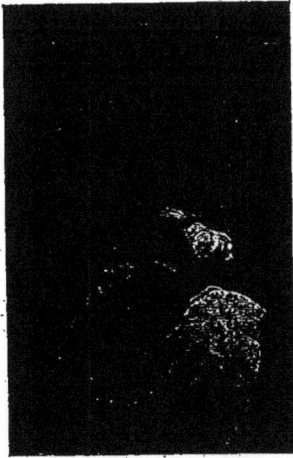

Fig. 23. — Position de l'enfant   Fig. 24. — Position de l'enfant
    prenant le biberon.   prenant le lait à la cuiller.
                 (Phot. Massiot.)

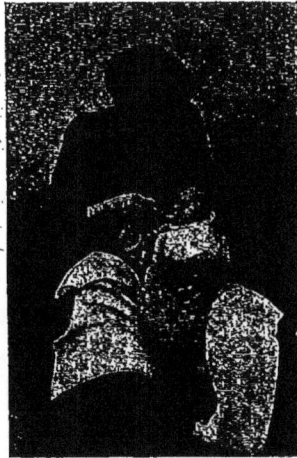

obliquement (*fig.* 23 et 24), comme lorsque nous-mêmes
nous buvons, sous peine d'avaler de travers;

3° Le lait ne doit pas être trop chaud.

2. — ALLAITEMENT ARTIFICIEL

Dangers de ce mode d'allaitement. Si l'allaitement mixte s'opère facilement, même dans les premières semaines, il n'en est pas ainsi de l'allaitement *artificiel*, c'est-à-dire donné exclusivement avec le lait d'animaux.

Souvent les selles n'ont ni la couleur ni la consistance normales; elles sont plus blanches, ressemblent à du mastic de vitrier et peuvent exhaler une odeur très fétide. Les pesées sont fréquemment irrégulières et inférieures à celles des enfants nourris au sein.

Mode rationnel d'allaitement. Comby conseille de donner du lait coupé le premier mois à moitié, le deuxième mois au tiers, le troisième mois au quart d'eau bouillie, sucrée à 10 p. 100, puis de

TABLEAU DE MARFAN

		QUANTITÉ TOTALE de lait par jour.	QUANTITÉ DE GRAMMES par tétée.
Lait coupé à moitié.	1er jour	8 à 16 gr.	8
	2e —	48 à 72	8 à 12
	3e —	84 à 140	12 à 30
	4e au 7e jour . . .	210 à 280	30 à 40
Lait coupé au tiers.	7e au 30e — . . .	315 à 530	45 à 90
	2e mois	630 à 670	90 à 100
	3e —	700 à 840	100 à 120
Lait coupé au quart.	4e —	700 à 840	100 à 120
Lait pur sucré à 2 pour 100.	5e —	830 à 875	120 à 125
	6e au 9e mois. . .	900 à 1000	1050

donner le lait pur. Le nombre des repas sera réduit à six ou sept par 24 heures, de façon à espacer dès le début toutes les 3 heures la quantité quotidienne, qui doit être plus faible qu'avec le lait de femme.

A partir du cinquième mois, Marfan, qui a établi dans le tableau ci-dessus la proportion des coupages, donne le lait pur sucré à 2 p. 100.

Il est intéressant de rapprocher ce tableau de celui de la page 27. Il est évident que ces chiffres donnent seulement des moyennes et qu'on devra se déterminer suivant l'état de santé de l'enfant, ses pesées et le caractère de ses selles.

Ce qui importe, c'est de n'augmenter que très progressivement la proportion du lait; la suralimentation avec le lait de vache a un effet nuisible plus rapide encore que celle par le lait de femme et particulièrement pendant les chaleurs. Le premier traitement à faire est de ramener l'alimentation *au-dessous* de la normale.

Le *gros ventre* ne se produit qu'à la suite de la suralimentation. L'*eczéma* est aussi une des conséquences de cet excès de lait.

ÉCHELLE DE PRÉFÉRENCE POUR LES MODES D'ALLAITEMENT

1° Allaitement maternel.
2°   —   mixte.
3°   —   par nourrice sur lieu.
4°   —   par le biberon au lait de vache, surveillé attentivement par la mère.
5° Allaitement au sein par nourrice à la campagne.
6°   —   au biberon par nourrice à la campagne.

1. — PESÉE

Mode de procéder. La pesée permet de contrôler le développement de l'enfant. Elle s'effectue sur une balance (*fig.* 25) dont un des plateaux est remplacé par un panier qui contient un lange dans lequel on enveloppe l'enfant *nu* soit *avant*, soit *après* son

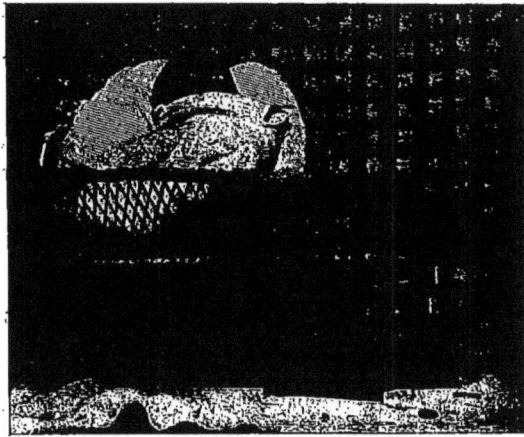

Fig. 25. — Comment on pèse le nourrisson.

bain; dans ce cas on aura soin de l'essuyer soigneusement. Pour avoir le poids de l'enfant on n'a qu'à défalquer le poids du lange pesé une fois pour toutes.

Pour hâter cette opération on peut, du reste, mettre à l'avance dans le plateau des poids ceux de la dernière pesée; suivant que l'enfant a augmenté ou diminué, on place la différence dans le plateau des poids ou dans le panier.

Du premier au troisième jour le bébé perd sur son poids primitif 150 à 200 grammes en moyenne, représentés par ses pertes en selles (méconium), urines, sueurs et exhalation pulmonaire. Quelquefois cette perte est nulle (urines et méconium ayant été rendus avant la première pesée). Elle est en général regagnée du cinquième au septième jour.

Dans les premiers jours, et *chaque fois que pour une raison quelconque une surveillance de la santé de l'enfant est nécessaire*, cette pesée doit être **quotidienne**.

Lorsqu'on a des doutes sur la quantité de lait prise par le bébé, on le pèse avant et après les tétées.

Plus tard, il est suffisant de faire la pesée tous les 5 à 7 jours, de préférence le même jour de la semaine et à la même heure. En la faisant plus souvent, on a des surprises qui tiennent à l'évacuation ou non de selles et d'urines avant la pesée et à l'absorption plus ou moins forte de lait à la dernière tétée.

Accroissement de poids. — L'accroissement de poids, d'abord progressif, à partir du 5e mois va en diminuant de 5 grammes de deux en deux mois. En moyenne, il est de :

15 à 30 grammes le 1er et le 2e mois,
20 à 35   —   le 3e et le 4e —
15 à 20   —   le 5e et le 6e —
10 à 15   —   le 7e et le 8e —
   10   —   le 9e   —
    5   —   du 10 au 12e —

Le premier enfant naît moins gros et s'accroît moins, en général, que celui dont la mère en a déjà nourri plusieurs. Les garçons sont plus lourds que les filles à leur naissance, surtout s'ils ont déjà des frères ou des sœurs.

Il importe de se rappeler que les chiffres ci-dessus représentent des moyennes et que la pesée n'est qu'*un* des éléments de contrôle de la bonne santé de l'enfant, qui ont été indiqués page 30.

Il y a souvent un état stationnaire du poids ou même une diminution au moment de l'évolution dentaire.

En résumé, l'enfant qui pesait 3 000 grammes à la naissance en pèse en moyenne 9 000 à un an.

2. — TAILLE

Accroissement de taille.

L'accroissement de taille va aussi en diminuant. La première année il est en moyenne de :

4 centimètres le 1er mois			=	4
3 —	les 2e et 3e mois		=	6
2 —	le 4e mois		=	2
1 centimètre les 8 derniers mois.			=	8
				20 centim.

ce qui donne à l'enfant, qui a en moyenne 50 centimètres à sa naissance, une taille de 70 centimètres à un an.

Il y a lieu de noter que les parties du corps qui étaient le plus développées à la naissance sont celles qui plus tard se développent le moins : la tête représente près du quart de la hauteur totale du nouveau-né, chez l'adulte elle n'en forme plus que le huitième.

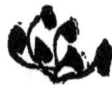

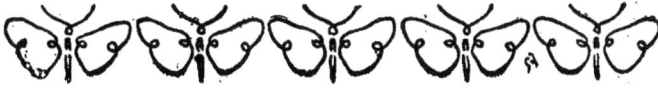

TROISIÈME SECTION

SOINS AUX NOURRISSONS, SEVRAGE
ET PRÉVENTION DES MALADIES

I. — COMMENT ON DOIT TENIR L'ENFANT

Règle générale. — 1° La tête du petit nourrisson est très
lourde et il ne peut la tenir qu'après quelques mois : il
faut donc la soutenir ; 2° les os de ses membres, ses arti-
culations n'étant pas encore solides, il est nécessaire de
ne jamais le prendre par l'extrémité d'*un* de ses membres.

Pour le prendre. Placer (*fig.* 26) la main gauche au-
dessous du cou, de façon à soutenir
le haut du dos et la tête, que l'enfant sans cela laisse-
rait retomber ; de cette façon la tête ne peut glisser, se
trouvant entre le pouce et l'extrémité des autres doigts.
Embrasser les fesses avec la main droite.

Ne jamais saisir un nourrisson par le ventre ou les
mains et les pieds, car alors sa tête tombe en arrière.

Pour le soulever. Soutenir toujours la tête avec la main
gauche sous le cou et prendre la
partie inférieure des jambes (*fig.* 27), soit au-dessus, soit
au-dessous, en écartant l'une de l'autre par l'index.

Sur les genoux Si elle tient l'enfant sur ses genoux
et sur les bras. (*fig.* 26 et 27), la maman doit écarter
ceux-ci pour soutenir le corps entier.

Pendant les premiers mois, alors qu'il ne peut encore
soutenir sa tête et que ses reins sont encore faibles
pour le porter, on le couche sur le bras gauche de

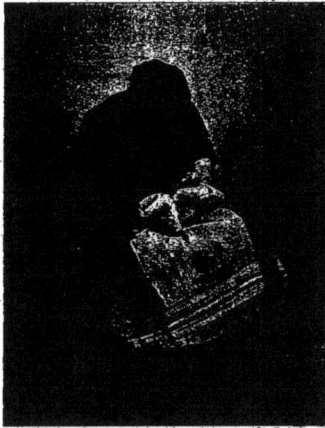

Fig. 26. — Manière de prendre un bébé.

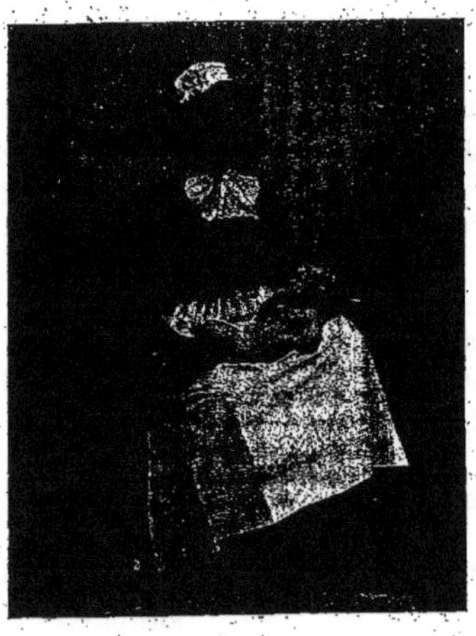

Fig. 27. — Manière de soulever un bébé.

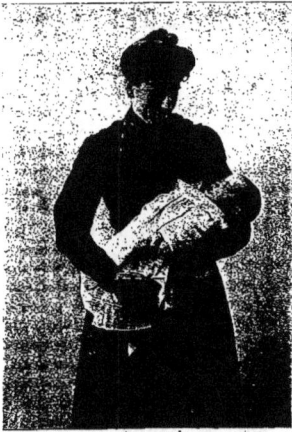

Fig. 28. — Manière de porter un enfant
dans les premiers mois.
(Phot. Massiot.)

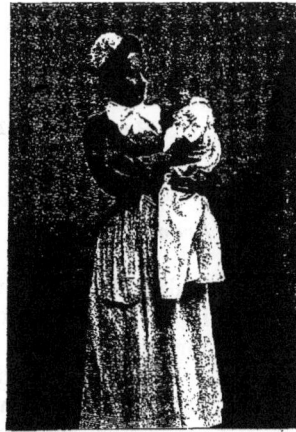

Fig. 29. — Manière de porter un enfant
lorsqu'il tient sa tête droite.

façon que la tête repose sur le pli du coude et que les
fesses soient dans la main (*fig*. 28). L'autre main le
maintient dans cette situation. Si cette position est prolongée, il faut changer de bras de façon à ne pas comprimer le même côté et aussi à ne pas fatiguer la porteuse.

Lorsque les reins de l'enfant seront plus forts et qu'il
dressera fièrement sa tête sur son cou, on l'assiéra sur
le bras gauche en maintenant le torse avec la main droite
passée sous le bras gauche du bébé (*fig*. 29).

II. — PROPRETÉ, HABILLEMENT, BERCEAU ET COUCHER

1. — PROPRETÉ

Premier bain.   Dès qu'il est né, l'enfant doit être
                      nettoyé complètement, c'est-à-dire
enduit de savon sur *toute* la surface du corps, y compris
la tête, et particulièrement aux endroits où la peau
forme des plis.

Le bébé est donc apporté, entouré d'une serviette
chaude, près d'une grande cuvette ou d'un bain de pieds,
placé près du feu si on est en hiver, et d'une toilette
basse (*fig*. 30) sur laquelle se trouvent les différents
objets nécessaires. On procède alors à ce savonnage ;
puis on place l'enfant dans de l'eau tiède, la tête restant seule en dehors. La cuvette sera très *propre*, et
l'eau, qui devra la remplir aux deux tiers, aura *bouilli*
avant d'y être versée ; on tâtera avec la main, ou mieux,
on plongera dans l'eau un thermomètre de bain (*fig*. 31)
pour constater sa température, qui devra être de 37 degrés (celle du corps).

Il est très important que l'eau ne soit ni *trop froide*,
car le nourrisson est très susceptible au froid (v. p. 8),
ni *trop chaude*, car elle le brûlerait et lui ferait détester
les bains. Il est utile de dire à ce propos que les bébés

qui *dès les premiers jours* de leur naissance ont été
baignés *aiment* les bains.

Le lavage est fait avec deux éponges, toutes deux très
douces, mais dont l'une, *très petite*, sert à la figure, et
l'autre, beaucoup plus grande (de façon à ce qu'il n'y ait
pas confusion, ce qui pourrait provoquer une grave
maladie des yeux), sert au corps. Ces deux éponges

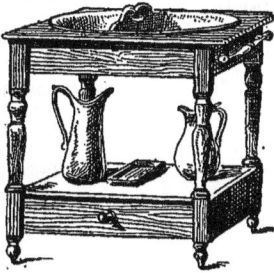

Fig. 30. — Toilette de bébé.

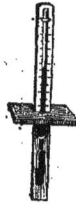

Fig. 31.
Thermo-
mètre
de bain.

seront neuves et devront être soigneusement lavées avant
qu'on s'en serve.

Dès que le nettoyage complet est opéré, on sort
l'enfant de l'eau et on l'entoure d'une sortie de bain ou
peignoir en molleton, à son défaut d'un lange de flanelle
ou d'une serviette-éponge, qui doivent être placés à
portée de la main de la maman. Si on se sert de serviette
ordinaire, il faut qu'elle ait été déjà usagée ou, tout au
moins qu'elle ait été bouillie, de façon à être douce à la
peau. En hiver la laine, et en toute saison la serviette,
devront avoir été chauffées préalablement devant le feu,
ou au soleil, de façon que leur contact ne soit pas pénible
à l'enfant. On doit tout faire pour qu'il ne s'enrhume pas
après le bain et qu'il *aime* à le prendre.

On frotte un peu le corps à travers la laine qui entoure
le bébé, puis on essuie bien soigneusement l'eau qui
reste, avec un linge sec et chaud. Enfin, pour supprimer

toute humidité, on passe partout une houppe couverte
de poudre d'amidon, de riz, de lycopode* ou de talc*.

Autres bains.   L'enfant sera baigné tous les jours,
d'abord pendant deux à trois mi-
nutes, ensuite plus longtemps, dans une grande bai-
gnoire dans laquelle l'eau sera au début à 37 degrés,
puis, plus tard, pourra s'abaisser à 35 degrés. Ce bain
est ordinairement donné le matin ; si l'enfant dort mal,
il y aura avantage à le faire prendre avant la dernière
tétée du soir, car il le calmera et lui procurera un bon
sommeil. On pourra en outre, dans ce cas, ajouter du
tilleul, 50 grammes.

Manière de sou-   Pour porter et bien soutenir un en-
tenir dans l'eau.   fant dans l'eau, placer (*fig.* 32 et 33)
la main gauche au-dessous du cou
en remontant cependant un peu au-dessous de la tête
pour la mieux soutenir et la main droite au-dessous
des fesses ; toutefois, le reste du corps étant soulevé par
l'eau, la main droite pourra quitter les fesses lorsque
l'enfant sera depuis un moment dans l'eau sans qu'il
s'effraye. Devenue libre, cette main sert à laver le corps.
La femme doit s'asseoir, car cette position est très fatigante. Pour le retirer de l'eau (*fig.* 34) on continue à
tenir la tête au-dessous du cou et on saisit les deux pieds
avec l'autre main.

On prendra pour ces bains toutes les précautions indiquées pour le premier au point de vue de la chaleur
et du lavage. S'il se produit des croûtes sur la tête, on
les enduira de vaseline, puis on les fera disparaître avec
de l'eau savonneuse.

Change au cours   Le contact de l'urine, des matières
de la journée.   fécales irrite la peau du bébé ; il convient donc de changer sa couche
chaque fois qu'il s'est sali et de laver toute la partie
du corps qui a été mouillée avec une éponge douce

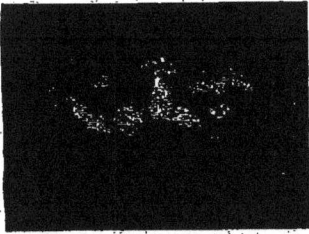

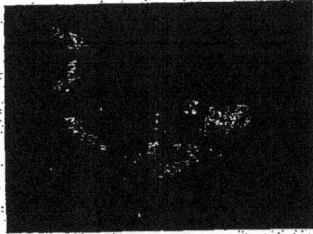

Fig. 32.
Pour mettre un bébé dans le bain.
(Phot. Massiot.)

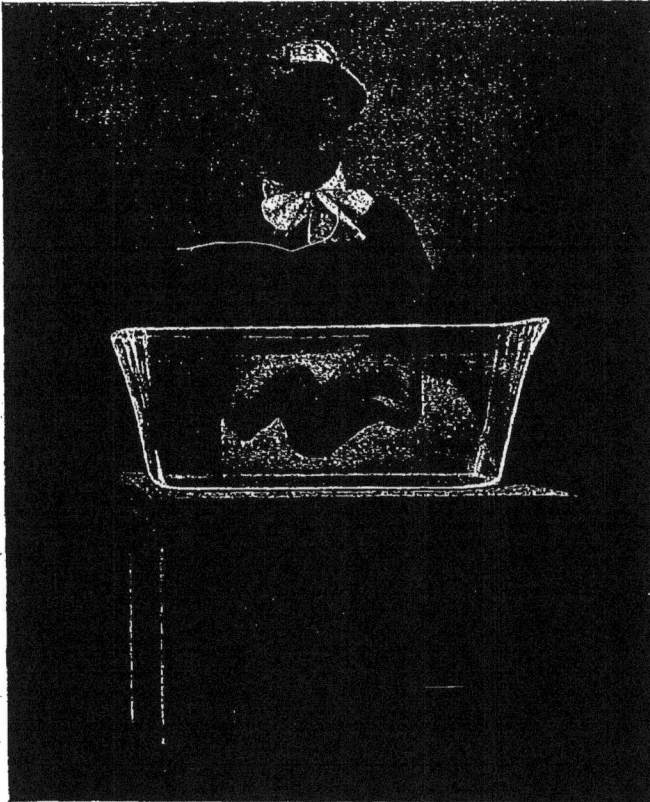

Fig. 34.
Pour retirer un bébé du bain.

Fig. 33. — Manière de tenir un bébé au bain, lorsqu'il est rassuré.

trempée dans de l'eau tiède bouillie, en passant avec soin dans les parties qui forment des plis, ainsi qu'il a déjà été dit.

En général, le bébé fait connaître par de l'agitation et des cris qu'il va se mouiller. Au moment de ses selles il contracte son visage et il prend un air épanoui lorsqu'il a satisfait à la nature. Dès qu'on se rend compte de ce qu'il désire, il faut le prendre et le mettre sur un vase. Peu à peu il arrive à devenir propre. La nuit, on doit le changer au moment de se coucher soi-même et avant chaque tétée. On lui lavera fréquemment, et particulièrement avant la nuit, les mains, qu'il salit en touchant toute chose ; sans cette précaution, comme il les porte continuellement à sa figure et à ses yeux, il irriterait sa peau, d'où des boutons, et pourrait être atteint de conjonctivite *.

2. — HABILLEMENT

Règles pour l'habillement. Le bébé est très accessible au froid (v. p. 8) ; il doit être *suffisamment* couvert, mais non *trop*. Comme l'adulte, il a droit à remuer ses membres ; ceux-ci ne seront donc pas collés au corps (bras) ou l'un à l'autre (jambes), mais auront le plus de liberté possible pour se mouvoir. Sa tête, à l'intérieur de la maison, doit rester nue.

Variétés de vêtements. Il existe deux variétés d'habillement: le *maillot* et ce qu'on a appelé longtemps l'*habillement à l'anglaise* et dont le vrai nom est l'*habillement moderne*. Quant au système *mixte*, il consiste à employer le maillot la nuit et l'habillement moderne le jour.

Maillot. Ce costume se compose d'une *chemise* de toile dont les manches ont été préalablement introduites dans celles d'une *bras-*

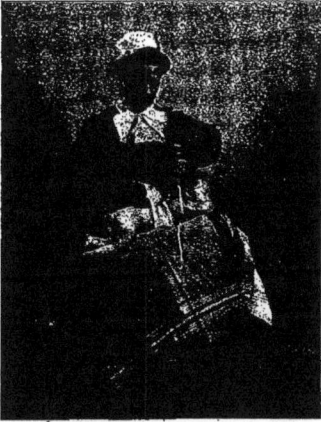

Fig. 35. — Mise de la bande de flanelle.

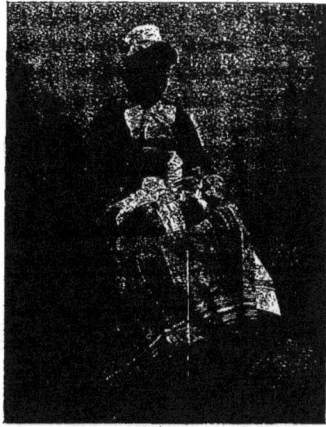

Fig. 36. — Passage d'un bras dans la brassière.

sière de flanelle [1] (*fig.* 36 et 37), de façon à ne former qu'un vêtement. Pour faciliter l'introduction des petits bras de l'enfant dans ces manches, on peut, les premiers jours, coiffer ses mains d'un cornet de papier un peu fort.

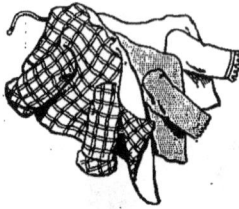

La chemise-brassière étant placée, on passe les bras dans la *brassière de piqué*, et voilà le haut du corps habillé par trois pièces qui toutes s'ouvrent par derrière et s'arrêtent un peu au-dessus des fesses. On couche alors l'enfant sur le ventre et l'on croise l'une sur l'autre les deux moitiés de chacun des vêtements pour que le dos soit bien couvert (*fig.* 39).

Fig. 37. — Chemise, Brassière de flanelle, Brassière de piqué.

On entoure le bas du corps d'une *couche* dans toute sa longueur, avec laquelle aussi on enveloppe isolément chaque jambe ; les deux jambes sont ainsi séparées. Puis un *lange* (*fig.* 38) de laine et un lange de coton sont enroulés autour du corps, au-dessous des bras (à 2 centimètres au-dessous de l'aisselle), et leur partie inférieure est soit laissée libre, soit pliée, ramenée

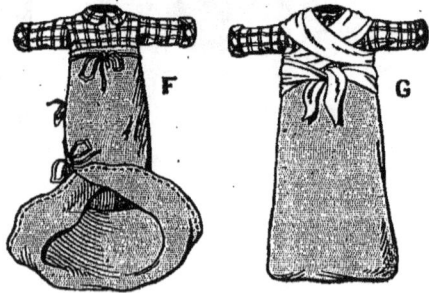

Fig. 38. — Lange : F, ouvert ; G, fermé.

au-dessous des pieds et épinglée à la hauteur de la ceinture, de façon à former une sorte de sac. Dans ce

---

(1) En fait, la chemise mériterait aussi le nom de « brassière ».

Fig. 41. — Mise du corset.

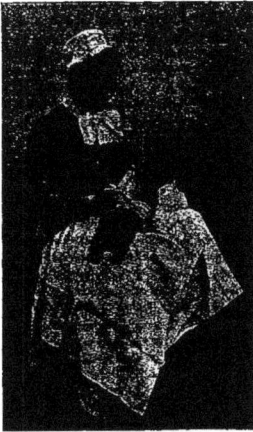

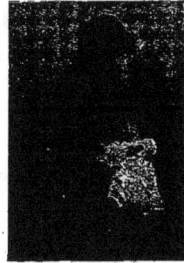

Fig. 39. — Fermeture de la brassière
en arrière.

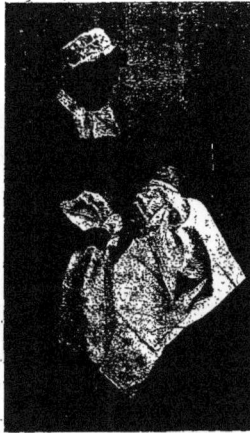

Fig. 40. — Application de la couche,
en isolant chaque jambe.

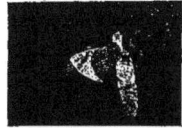

Fig. 42. — Bébé
en culotte de flanelle.

système, les bras ont pleine liberté, et les jambes elles-mêmes peuvent se déplacer, à condition que les langes ne soient pas trop serrés.

Il est très important que les jambes soient bien séparées, sinon les frottements amèneraient

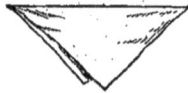

Fig. 43. — Couche.

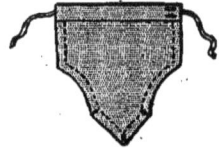

Fig. 44.
Culotte de flanelle.

des excoriations, notamment au niveau des chevilles.

Habillement moderne. La chemisette et les deux brassières (*fig.* 36, 37 et 39) sont conservées, mais on y ajoute : 1° une bande de flanelle dont on entoure préalablement le ventre et qui est fixée en arrière par des cordons (*fig.* 35); 2° un corset

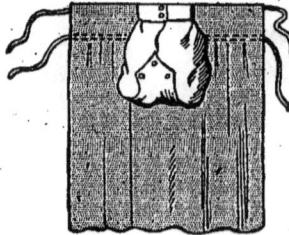

Fig. 45. — Culotte de flanelle boutonnnée et robe de flanelle.

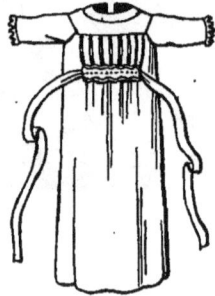

Fig. 46.
Robe de piqué.

en étoffe assez consistante, mais souple (*fig.* 41 et 47), fermé en arrière également par des cordons. Les jambes sont isolées par la couche pliée en triangle (*fig.* 40 et 43), et non plus dans toute sa longueur; puis on la recouvre par une culotte de flanelle (*fig.* 44) qu'on boutonne, comme on le voit dans les figures 42 et 45, et le tout est enveloppé par une robe de flanelle (*fig.* 45) sans manches et par une robe de toile ou de piqué à manches courtes (*fig.* 46), toutes deux très longues. Les jambes

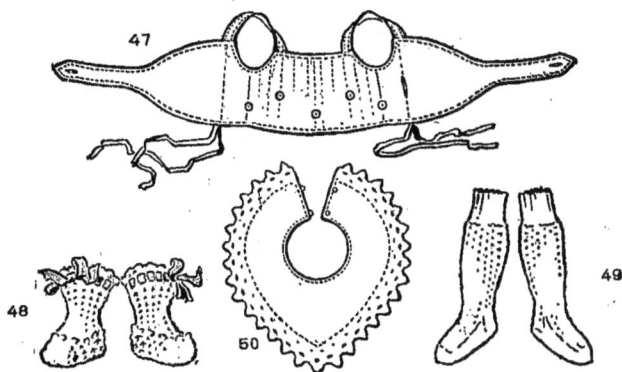

Fig. 47, Corset du bébé ; 48, Chaussons ; 49, Bas ; 50, Bavoir.

sont couvertes de petits chaussons (*fig.* 48), auxquels plus tard, en hiver, on ajoute de petits bas (*fig.* 49).

Les membres inférieurs ont dans ces conditions leur liberté complète et le changement de couche s'opère très rapidement.

Lorsque l'enfant commence à saliver, on complète cet habillement par un *bavoir* (*fig.* 50), qui doit être d'étoffe douce, de façon à ne pas irriter la peau très fine du bébé.

3. — BERCEAU ET COUCHER

Berceau et moïse. Le lit du bébé (*fig.* 51) sera de préférence en métal, de façon à pouvoir être facilement nettoyé, et assez élevé pour empêcher que les animaux puissent soit attaquer l'enfant, comme le fait est arrivé plusieurs fois à la campagne par des pourceaux, soit se coucher sur lui, comme le font trop souvent les chats et les chiens. Le *moïse**

(*fig.* 52) peut être employé pour déposer l'enfant sur le lit de la mère, mais jamais à terre.

Il est utile que les parois du berceau, si elles sont à claire-voie, soient à mailles étroites, pour éviter que l'enfant ne puisse y engager ses membres ou même sa tête, ce qui pourrait le blesser et même l'étrangler.

Il sera surmonté d'une flèche, pour soutenir le rideau, qui n'a, du reste, aucune utilité; en tout cas ce rideau ne devra pas

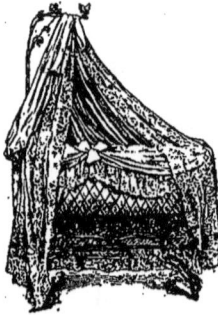

Fig. 51. — Berceau.

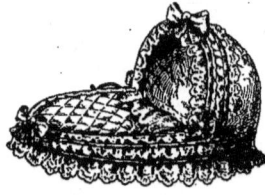

Fig. 52. — Moïse.

être opaque, ce qui supprimerait l'accès de l'air, si utile à un nourrisson, dont les fonctions sont plus actives que celles de l'adulte. Pour produire la nuit autour du bébé, on ne fermera pas hermétiquement ces rideaux comme on le fait trop souvent; on se contentera de tirer les grands rideaux des fenêtres ou de clore simplement les persiennes.

Garniture du berceau. La garniture sera composée d'une ou deux paillasses, l'inférieure en varech, la supérieure en balle d'avoine; on aura ainsi un coucher très doux et peu coûteux à changer. Au-dessus du drap qui recouvre la paillasse on place : 1° une *toile cirée*, 2° un *lange de coton*, plié en plusieurs doubles; il a la supériorité sur les feutres absorbants de pouvoir être rincé tous les jours. Le coussin sera de balle d'avoine ou mieux de crin, qui n'échauffe pas la tête du bébé.

Un drap de dessus et des couvertures en coton ou en laine, suivant la saison, protégeront le bébé. En hiver, une ou deux boules d'eau chaude chaufferont le berceau ; mais on aura soin de les éloigner suffisamment du corps et de les bien entourer d'un linge, pour éviter de brûler l'enfant.

Position dans la pièce. Le berceau est placé au milieu de la chambre, qui devra être le plus vaste possible, mais mis à l'abri des courants d'air (1). Il est utile, si l'enfant est allaité par une nourrice, qu'il couche la nuit dans la chambre de sa mère ou tout au moins dans une chambre voisine, de façon à permettre une surveillance effective. Quant à la direction à l'inverse du jour, qui préserverait, croit-on, du strabisme*, elle n'a aucune raison d'être préférée. On évitera de laver du linge et de le faire sécher dans la pièce où repose l'enfant, car l'humidité peut lui être très nuisible.

Berçage et coucher. L'action de balancer l'enfant par des oscillations de son berceau (*berçage*) a l'inconvénient de lui donner une mauvaise habitude, de sorte qu'il ne peut plus bientôt s'endormir sans cela. Il n'est rien moins que certain, d'autre part, que l'on ne nuise pas ainsi à son cerveau, surtout lorsque le berçage est fréquemment répété.

On ne mettra jamais l'enfant dans le lit d'une personne adulte : il existe de nombreux exemples de nourrissons ainsi étouffés.

Après la tétée, le nourrisson doit être toujours couché sur *le côté*, de façon à faciliter la sortie des matières qu'il peut vomir. Étant sur le dos, ces matières pourraient retomber dans le larynx, amener des troubles respiratoires, l'inflammation des voies aériennes et même l'asphyxie. On doit le changer de côté après chaque tétée, sous peine de lui déformer le visage, ses os de la face étant très mous pendant les premiers mois. Il est nécessaire de ne pas lui faire prendre l'habitude de ne s'endormir que sur les genoux.

---

(1) V. aussi *Sommeil*, à l'*Appendice*, page 82.

NOURRISSONS   5

Première sortie. La première sortie s'effectuera du dixième au quinzième jour en été, du quarantième au cinquantième en hiver et alors de préférence à l'heure la plus chaude de la journée; en tout cas, il y a lieu d'attendre que la température soit supérieure à 10 degrés.

Tous ces nouveau-nés (surtout ceux qui pèsent moins de 2500 grammes à la naissance) sont très sensibles à la température extérieure, ainsi qu'on l'a déjà dit, pendant les premiers jours, où ils s'alimentent peu. L'énorme mortalité qui frappe les nourrissons portés à la campagne, celle aussi des enfants qu'on faisait sortir autrefois pour les porter à la mairie et que trop souvent encore on porte en hiver à l'église peu après leur venue au monde, pour le baptême, n'a pas d'autre cause.

Le port d'un voile est utile contre le vent, la poussière, qui peuvent irriter leurs yeux et la peau de leur visage.

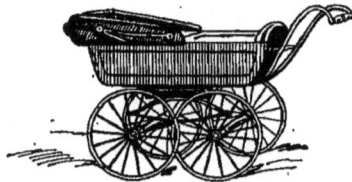

Fig. 53. — Voiture d'enfant.

Les sorties au grand air activent l'appétit de l'enfant et, d'une façon générale, sa vitalité. Il dort souvent très bien dehors, alors qu'il sommeillait difficilement à l'intérieur, et en outre passe de meilleures nuits.

Souvent les bébés ont instinctivement l'impression du bienfait de la promenade et manifestent clairement leur joie dès qu'ils en voient faire les préparatifs.

Porter et voiture. Lorsque l'enfant est très petit, on pourra le porter; mais dès qu'il devient lourd et que la course est un peu longue, il fatigue maman ou nourrice et il est préférable de faire usage d'une petite voiture (*fig.* 53), qui ne présente que des avantages si elle est bien suspendue et munie d'une capote. On aura soin de bien couvrir le nouveau-né et de mettre des boules auprès de lui, car ne faisant aucun mouvement dans sa voiture il est très exposé à un refroidissement.

Premiers mouvements et marche. Après quelques mois le bébé tend les mains pour saisir les objets à sa portée, puis porte vivement à sa bouche ce qu'il a pris. Il convient donc de veiller à ce qu'il ne saisisse rien qui puisse lui faire du mal ou être avalé (épingle de nourrice, bouton, grelot, jouet). On l'empêchera aussi de sucer son pouce, ce qui deviendrait vite une habitude.

Il est utile, vers six à huit mois, de le mettre sur une couverture ou un tapis, où il s'essayera à se maintenir assis, à se déplacer en se traînant sur les genoux; un jour on le verra se dresser debout en se tenant à un meuble; peu à peu il s'essayera à faire quelques pas aidé par la main d'un parent.

L'enfant commence à marcher vers un an, d'autant plus tard qu'il est plus gros ou plus affaibli par des maladies quelconques. L'alimentation au lait de vache retarde notablement ses premiers pas, qui, ainsi du reste que tous ses mouvements, doivent être très surveillés, le bébé ayant tendance à une attitude mauvaise (marche sur le bord extrême du pied, marche l'un des pieds en dedans). Il faut empêcher au plus tôt la mauvaise habitude. L'enfant qui ne marche pas à dix-huit mois ou deux ans est en *retard;* un examen médical est nécessaire, surtout s'il a un gros ventre.

Il est nuisible en tout cas de hâter ces premiers pas en se servant de lisière, de chariots roulants, etc.

IV. — VACCINATION ET DENTITION

1. — VACCINATION

Moment à choisir pour la vaccination. Il est préférable de vacciner l'enfant dans les deux premiers mois (plus tôt en cas d'épidémie). Cette opération préservera l'enfant de la variole et ne donnera pas lieu à grands ennuis si, dès que le gonflement se produit : 1° on a soin de préserver les cloques contre les

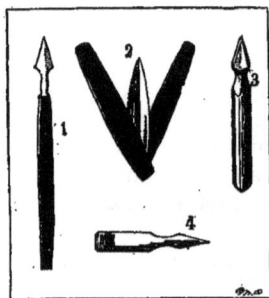

Fig. 54.
Lancettes à vaccine (1, 2, 4)
et vaccinostyle (3).

frottements par l'application d'une toile fine maintenue très lâchement pour éviter la compression ; 2° on baigne l'enfant tous les jours et même deux fois par jour lorsque l'inflammation est un peu intense. Il est particulièrement nécessaire à ce moment de n'employer pour le bain que de l'eau bouillie. L'existence d'un eczéma peut faire retarder la vaccination. Lorsque l'enfant est porteur d'une tumeur érectile (*nævus**), il y a utilité à faire la vaccination sur cette tumeur, car elle peut disparaître sous l'effet de son action. Le vaccination s'opère avec du vaccin de génisse qu'on introduit sous l'épiderme avec un porte-vaccin (*fig.* 54).

Évolution de la vaccine. A la fin du troisième jour après les incisions vaccinales (*fig.* 55), il se produit sur chacune d'elles, si le vaccin a bien pris, un *point* rouge reposant sur une base dure qui, le quatrième jour, devient circulaire et se creuse en son centre (s'ombilique). Le cinquième jour, la tache devient

un *bouton* plus saillant qui, le sixième, présente une au-
réole argentée distendue par du liquide, la *cloque*, laquelle
s'accroît jusqu'au neuvième et dixième jour en devenant
une *pustule** qui présente une dépression centrale ; la rougeur s'étend alors d'un vaccin à l'autre. Le onzième jour, il
se produit une croûte grisâtre ou jaunâtre ; elle repose sur
du pus qui disparaît peu à peu, et la croûte elle-même
tombe du vingtième
au vingt-cinquième
jour en laissant une ci-
catrice pointillée indé-
lébile caractéristique.

Pour éviter de mon-
trer ces cicatrices gau-
frées, on a de plus en
plus l'habitude actuel-
lement de faire les ino-
culations aux jambes
(particulièrement chez
les filles) plutôt qu'au
haut du bras, où on les
faisait exclusivement
autrefois. Cette pra-

Fig. 55. — Évolution de la vaccine.

tique a l'avantage de rendre la constatation de la vaccination plus facile ; mais elle nécessite de grands soins de
propreté. Il faut éviter, en effet, le contact de l'urine avec
les pustules.

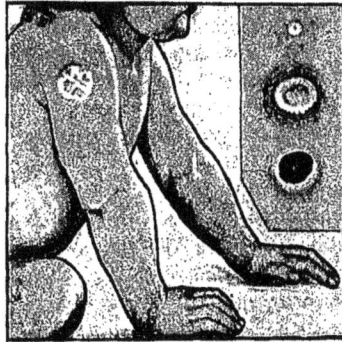

2. — DENTITION

**Ordre d'appari-
tion des dents.**   Les premières dents, les *incisives médianes inférieures* (*fig.* 56), apparais-
sent généralement vers six mois chez
les enfants nourris au sein, plus tard en cas d'alimentation mixte.

Puis, c'est successivement le tour du groupe des incisives supérieures médianes, puis latérales ; des incisives
latérales inférieures, des premières *molaires*, des *canines* et enfin des grosses molaires, dont la percée ter-,

mine la première dentition qui se compose de vingt
dents. Entre chaque poussée de groupes, il y a une
période de repos. Chez l'enfant mal nourri ou malade
l'évolution dentaire est retardée. L'absence de dents à
un an est d'ordinaire
la marque d'un état
accusé de faiblesse.

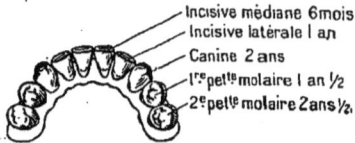

Incisive médiane 6 mois
Incisive latérale 1 an
Canine 2 ans
1re pette molaire 1 an ½
2e petite molaire 2 ans ½

Fig. 56.
Ordre d'apparition des dents de lait.

La régularité de l'a-
limentation doit par-
ticulièrement être sur-
veillée pendant les
poussées dentaires, qui
mettent le bébé en
opportunité morbide pour la maladie. Certaines mères
s'effrayent avec excès de ces petits troubles. D'autres, au
contraire, négligent de faire soigner leurs enfants, consi-
dèrent à tort comme sans gravité toutes les modifications
de santé qui se produisent pendant la dentition, alors
qu'il s'agit de maux tout à fait indépendants de cette
évolution. Il importe de n'exagérer en aucun sens.

Troubles de santé. Nombre d'enfants ne présentent pas
de troubles au moment de la den-
tition et beaucoup de ceux qu'on at-
tribue à cette cause ont d'autres origines, notamment
la suralimentation ; cependant il est des cas où l'évolution dentaire est incontestablement à incriminer.

Le nourrisson, qui a atteint alors au moins cinq mois,
présente une salivation abondante, ses gencives sont
rouges et gonflées et il se débat si on essaye de les tou-
cher, sa joue est colorée (feu de dents). Il est grognon,
agité, dort mal; quelquefois il tousse sans présenter aucun
signe à l'auscultation et même il a un peu de fièvre,
notamment au moment qui précède la sortie des canines
ou œillères. C'est, en effet, au moment du travail intra-
dentaire que ces manifestations se produisent, et dès que
la dent est visible l'enfant se calme.

Il n'est pas rare que pendant cette phase l'enfant se

refuse à téter et présente un peu de diarrhée et une diminution de poids. Après avoir soigneusement examiné si
aucune cause ne peut expliquer cet état, on est bien obligé
de le mettre sur le compte de la dentition, puisqu'il disparaît avec l'irritation dentaire. Pour calmer les souffrances du bébé, il n'y a aucun inconvénient à lui laisser
sucer des jouets en os ou en ivoire, pourvu qu'on ait
soin de les laver fréquemment.

V. — SEVRAGE

Le *sevrage* est la substitution *totale* du lait de vache et
d'autres substances alimentaires à l'alimentation du
nourrisson par le lait de la mère ou de la nourrice.

Danger de la suralimentation. Pour que ce sevrage s'effectue sans
inconvénient, il y a lieu de se souvenir que l'enfant, qui avait augmenté
de *6 kilos* pendant sa première année, ne gagne guère
que *2 kilos* la seconde année.

S'il doit donc encore à la fois s'entretenir et s'accroître,
son accroissement est devenu bien moindre que dans les
douze premiers mois de son existence et, par suite, la
quantité de nourriture à prendre doit être peu supérieure
à celle absorbée à la fin de sa première année. Le danger
de la suralimentation, si important dans la phase initiale
de sa vie, subsiste et le menace d'autant plus que ses
organes digestifs sont encore mal préparés à transformer
l'alimentation qu'on va lui offrir si les aliments ne sont
pas d'une facile élaboration.

Il y a, en conséquence, à veiller de très près à la *quantité* et à la *qualité* desdits aliments.

Alimentation de la 2e année. Le lait *bouilli* doit rester la base de
l'alimentation de la 2e année, et c'est
à son usage exclusif qu'on doit revenir dès que l'enfant est malade. On le donne par timbales,

espacées 4 à 6 fois par jour, à la dose d'un litre. On substitue progressivement à une timbale de lait une bouillie faite avec du lait et une farine de céréales en choisissant, suivant l'état des selles de l'enfant, une farine laxative, comme l'orge, ou une farine astringente, comme le riz.

Cette farine, bien dissoute dans de l'eau froide, est ajoutée au lait lorsqu'il commence à bouillir et soigneusement remuée avec lui, pour ne pas faire de grumeaux, pendant 10 minutes environ. Ces soupes ne sont bien digérées que si elles sont bien cuites et contiennent au début peu de farine. On y ajoute du sucre ou du sel, et on a soin de n'en préparer que pour un repas, car ces bouillies ne sont pas bonnes réchauffées.

Un peu plus tard, on donne un jaune d'œuf délayé dans du lait, puis un œuf tout entier ; mais il ne faut pas en donner plus de deux par jour, sous peine de constipation.

Le tableau ci-contre (p. 73) montre la valeur alimentaire des divers aliments de la 2° année.

On constate d'après ce tableau que 20 grammes (c'està-dire une cuillerée à soupe) de farine de céréales, de riz ou de lentilles équivalent à 100 gr. de lait. En ajoutant 200 gr. de lait à cette dose de 20 gr., on a l'équivalent de 300 gr. de lait.

Moment du sevrage. Le sevrage absolu ne doit pas être fait avant le 10° ou 12° mois, et il est nécessaire qu'il ne s'effectue pas au moment des grandes chaleurs ou d'une poussée dentaire ; dès le 8° mois on peut, dans certains cas, s'aider de lait de vache et de bouillie claire (5 gr. de farine pour 100 gr. de lait), puis plus épaisse (10 gr. pour 100 gr. de lait).

Si le sevrage ne doit pas être prématuré, il est utile qu'il ne soit pas trop retardé ; l'allaitement prolongé est nuisible : 1° à l'enfant, qui ne trouve plus dans le lait tous les éléments nécessaires à son accroissement, notamment une quantité suffisante de sels, aussi sa dentition et sa marche sont-elles retardées ; 2° à la mère, que cet allaitement d'une durée excessive fatigue sans nécessité.

TABLEAU DES ALIMENTS DE SEVRAGE
(D'après le Dr MAUREL).

ALIMENTS	PROPORTIONS POUR 100 GRAMMES				Valeur en calories	Quantité équivalente par 100 gr. de lait
	Azote	Graisse	Hydrate de carbone	Sels		
Lait de femme. .	1,90	4,50	5,50	0,20	72	100
Lait de vache . .	3,60	4	5,50	0,40	76	100
Farine de froment	10,20	0,90	74,80	»	358	20
— d'orge. . .	10,90	1,50	71,70	»	355	21
— d'avoine. .	14,70	5,90	64,70	»	387	19
— de maïs . .	14	3,80	70,50	»	386	20
Semoule de fro-ment	13	0,90	74	»	369	20
Pain (biscottes) .	8,80	1,10	55	1,10	273	27
Sagou.	0,50	»	86,50	»	348	21
Cacao.	14	48	18	5	590	13
Chocolat	4,50	15,30	63,80	2	415	18
Pomme de terre.	1,50	0,20	20	0,10	50	150
Riz	6,40	0,43	78,10	0,68	380	19
Châtaignes. . . .	8,51	0,87	35,60	1,50	190	40
Lentilles	26,50	2,50	58	1,60	390	21
Beurre	0,70	85	0,70	1,50	770	10
1 œuf (50 gr.) . .	7,32	6,42	0,30	0,60	95	68
Bouillon ordinre.	0,40	0,60	»	0,30	7	1000
Jus de viande . .	6	0,50	»	1,20	35	214
Cervelle.	11,60	10,30	»	1,10	140	53

(1) Nous pensons rendre service en donnant ici la composition de diverses spécialités très employées :

Arrow-root, fécule retirée de diverses racines de l'Inde et d'Amérique.

Biscottes, tranches de pain de gruau avec un peu d'œuf et de beurre, torréfiées au four.

Farine lactée, amylacés, 77; albuminoïdes, 9,85; graisses, 4; sels, 2.

Galactina, amylacés, 76; albuminoïdes, 13; graisse, 6; sels, 1 gr.

Nutrilactine, mélange de farines de maïs, seigle, fécule, riz, cacao, sucre de lait, phosphate de chaux, vanilline.

Phosphatine Fallières, mélange de farines de riz, tapioca, fécule, arrow-root, cacao, sucre et phosphate de chaux (0,20 par cuill. à soupe).

Racahout, poudre arabe composée de salep de Perse, 15 gr.; glands doux, 60 gr.; fécule de pomme de terre, 15 gr.; farine de riz, 60 gr.; sucre, 250 gr.; vanille, 0 gr. 50.

Le meilleur sevrage est celui qui s'opère lentement et progressivement.

Le sevrage *brusque*, dans certains cas, présente des difficultés, l'enfant se refusant quelquefois pendant plusieurs jours à prendre du lait de vache ou des farines.

Il peut être nécessaire de badigeonner le mamelon de teinture de gentiane pour dégoûter l'enfant.

Le bébé ne sera assis à la table de famille que le plus tard possible, afin d'éviter d'exciter ses désirs. On n'oubliera pas que lui donner dans sa seconde année de la viande ou du vin c'est l'exposer à le rendre *très malade*. Quant aux légumes, beaucoup de médecins n'autorisent que la purée de pomme de terre, qui peut lui être offerte vers 15 ou 16 mois ; d'autres estiment que des *purées* des divers autres légumes peuvent lui être ajoutées et varient heureusement son menu.

Soins à la mère. La suppression de la succion suffit en général à tarir rapidement la sécrétion lorsqu'elle a déjà été diminuée par le sevrage progressif; mais après la brusque cessation de l'allaitement il peut être nécessaire de donner à la mère les soins indiqués page 19.

VI. — MALADIES ÉPIDÉMIQUES ET CONTAGIEUSES

Les maladies contagieuses : la *diphtérie*, la *rougeole*, la *scarlatine*, la *coqueluche*, l'*ophtalmie purulente*, peuvent atteindre les nourrissons ; si elles sont assez rares chez les enfants avant 5 à 6 mois, c'est par suite du peu de rapports qu'ils ont à cette période de leur vie avec leurs semblables. Cet isolement est d'autant plus utile que certaines affections, notamment le *muguet* * (v. p. 91) et l'*impétigo* *, sont au contraire particulièrement fréquentes chez les bébés et surtout chez les débiles.

La mère et la nourrice ne devront s'approcher d'autres enfants dans les jardins publics qu'avec une grande circonspection et auront soin de ne *jamais* faire usage de langes et d'objets appartenant aux autres nourrissons et pouvant par suite recéler un agent infectieux. Elles doivent savoir qu'une grave maladie qu'on ne s'attend pas à trouver chez un enfant, la *syphilis*, et qui cependant arrive troisième dans l'ordre de fréquence des causes de mort des nourrissons, peut se contracter directement ou indirectement par des contacts fortuits tels que les suivants :

Contagion par contact direct. — Deux nourrices ont l'habitude de se retrouver sur le banc d'un jardin public : un jour l'une, par complaisance, donne le sein à l'enfant de sa voisine ; elle a bien une petite ulcération au sein, mais quoi ! c'est une « crevasse » ; ni elle ni son amie ne s'en préoccupent. Un mois se passe, l'enfant a un chancre à la lèvre. Qui se souvient de l'incident? Le médecin lui-même, certain de la bonne santé des parents et de la nourrice, hésite avant de conclure, et n'interrompt pas l'allaitement. Quelques jours après, la nourrice est à son tour contagionnée. Parfois même la maladie est transmise aux parents et aux amis. Ne voit-on pas souvent des mères embrasser les boutons de leurs enfants pour les en guérir ? Qui se défierait d'un nourrisson ?

Dans la classe ouvrière, la chose se passe encore plus simplement. Les femmes, obligées de quitter leur nourrisson pour se rendre au travail, le confient à une voisine (qu'elles connaissent quelquefois depuis deux jours), qui se charge de lui faire prendre patience en lui donnant son propre sein, le tout à charge de revanche. C'est ce que notre maître le professeur Fournier appelle le « sein banal ».

Dans d'autres cas, ce sont deux petits enfants à la mamelle qu'on a fait gentiment s'embrasser. Le petit ami avait bien quelque chose à la lèvre, mais la malheureuse mère a vu le sein de la nourrice qui est intact. Que dis-je ? cette personne est une de ses connaissances dont elle

est parfaitement sûre et qui ignore elle-même que son
enfant a la syphilis.

Contagion par contact indirect. — Des enfants ont
contracté un chancre en se servant du hochet (pièce en
os ou en ivoire qu'ils s'amusent à sucer) appartenant à
un autre bébé. Il peut en être de même de jouets quelconques qu'ils portent à leurs lèvres. Mais les cas les
plus fréquents de transmission indirecte doivent être
rapportés à l'usage d'un biberon qu'un malade avait
amorcé. Inversement, des enfants ont pu infecter par ce
moyen des parents ou des amis qui avaient voulu leur
rendre ce petit service.

Enfin, on peut incriminer l'écoulement spécifique pro-
venant d'un rhume de cerveau chez un enfant à la mamelle, d'où l'indication de ne pas se servir pour d'autres
des linges ou mouchoirs employés pour un nourrisson.

Tout ce qui appartient à l'enfant doit lui être *personnel*
et *ne jamais être prêté à d'autres*. L'égoïsme individuel
peut seul ici assurer le salut.

VII. — CAUSES DE LA MORTALITÉ DES NOUVEAU-NÉS.

Proportion de mortalité.
La mortalité des nouveau-nés, grâce
à l'application partielle de la loi
Th. Roussel, qui a établi la surveil-
lance des nourrices, est moindre qu'autrefois (à Lille, en
1880, elle atteignait encore dans une paroisse 89 p. 100);
mais elle est encore considérable, surtout dans les quartiers pauvres et pour les enfants élevés au biberon. Sur
1 000 individus de tout âge qui meurent, 167, c'est-à-dire
plus d'un sixième, sont des enfants de 0 à 1 an. D'autre
part, de 1896 à 1900, il est mort par an en moyenne, en
France, 134 434 enfants de 0 à 1 an, ce qui, pour 1 000
enfants ayant cet âge, donne 202 décès, alors que sur
1 000 habitants de 80 à 89 ans la mortalité n'a été que de

193. Un homme de 89 ans a donc plus de chances de vie qu'un bébé qui vient de naître !

La mortalité est particulièrement terrible pendant le premier mois, puis va en s'atténuant.

La différence de mortalité suivant les départements est intéressante à constater. Sur 1 000 décès de tout âge, le nombre des enfants de 0 à 1 an qui succombent est : dans le Nord, de 284 ; dans la Seine-Inférieure, de 256 ; dans le Pas-de-Calais, de 235 ; dans la Marne, de 233 ; dans l'Aube, de 223 ; dans les Vosges, de 220. Parmi les départements qui en perdent le moins, on note : Ain, 91 ; Gers, 80.

Action du mode d'alimentation. Quant au mode d'alimentation, on constate son importance pour les protégés de l'Assistance publique, sur lesquels l'action de la surveillance est des plus nettes : d'autre part, en Seine-et-Oise, où les parents de Paris peuvent facilement se rendre, la mortalité est de 28 p. 100 et elle s'élève à près de 40 dans le Pas-de-Calais, plus éloigné. Pour les enfants nourris au sein, elle s'abaisse de près de moitié. La moyenne générale des décès pour les enfants de Paris envoyés en province atteint 47 p. 100. La cause la plus habituelle de mort est la *gastro-entérite*, qui sévit surtout pendant les chaleurs de l'été et qui enlève à elle seule plus de la moitié des nourrissons.

Au mois d'août la diarrhée tue souvent à Paris plus de 500 enfants en 15 jours. La plus grande partie de ces morts eût pu être évitée par une alimentation rationnelle avec du *bon lait*.

Autres influences fâcheuses. Les affections des nourrissons les plus importantes après la diarrhée sont les affections *broncho-pulmonaires* ; elles représentent environ un sixième des décès et sévissent surtout en hiver (décembre-avril).

Ensuite vient la *débilité congénitale*, dont la syphilis est le principal agent (171 p. 1 000 morts), la *tuberculose* (25 p. 1 000), les *maladies contagieuses* (50 p. 1 000).

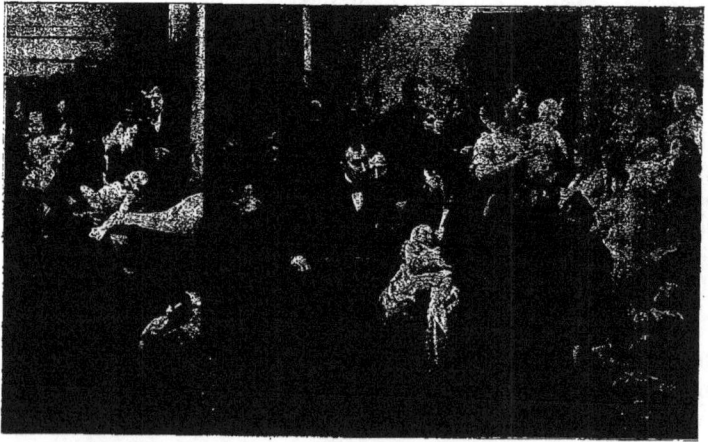

Fig. 57. — La pesée des bébés.   Fig. 58. — La consultation.

L'ŒUVRE DE LA GOUTTE DE LAIT, au dispensaire de Belleville. (Tableau de J. Geoffroy.)

(Phot. Neurdein.)

Résultat des consultations de nourrissons. Les résultats excellents donnés par les consultations de nourrissons établies dans différentes parties de la France à l'imitation de celle créée à la Maternité en 1892 par le Dʳ Budin, du dispensaire de Belleville, créé en 1893 par le Dʳ Variot (*fig.* 57-59), de la Goutte de lait de Fécamp, créée en 1894 par le Dʳ Dufour, établissements où l'on délivre du lait stérilisé et où l'on donne des conseils aux mères sur la quantité à employer, montrent combien il est facile de prévenir et de combattre les maladies du tube digestif. La mortalité par diarrhée devient nulle ou presque nulle chez les enfants qui fréquentent ces institutions, alors qu'elle continue à être considérable chez les autres bébés de la même ville.

Il y a lieu de remarquer que le fait de régler l'alimentation d'après les résultats des pesées ne supprime pas seulement les diarrhées, les gros ventres, mais aussi l'eczéma, encore si fréquent chez les nourrissons pauvres ou riches qui sont suralimentés.

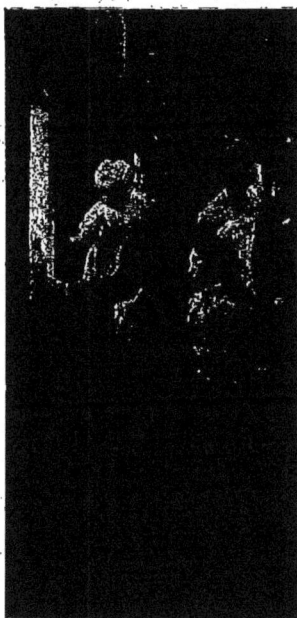

Fig. 59. — La dose de lait.
(3ᵉ partie du tableau de Geoffroy.)

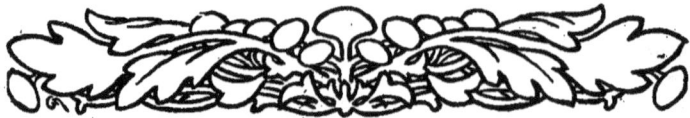

APPENDICE

I. — CRIS ET SOMMEIL DES BÉBÉS

1. — Cris des bébés.

Variétés de cris. Le petit enfant peut crier et s'agiter soit parce qu'il souffre, soit parce qu'il veut simplement être porté ou aller en promenade. On observe que de très bonne heure il distingue les personnes qui céderont à son mécontentement et celles qui y resteront indifférentes : il se tait rapidement avec ces dernières, s'il n'a pas de raisons sérieuses de crier.

Une première question se pose donc tout d'abord : est-il possible d'apprendre à démêler le cri provoqué par la colère de la plainte due à la souffrance? D'une façon très générale, on peut dire que les voyelles *a* ou *è* dominent dans le cri provoqué par le mécontentement, tandis que la voyelle *i* exprime certainement une véritable douleur. Cette dernière a une origine très variable : la cause peut être extérieure ou intérieure.

Cris de cause externe. — Étudions d'abord les causes externes, qui sont les plus fréquentes et les plus évitables. Nous trouvons en premier lieu le froid et plus souvent encore la chaleur, les parents qui couvrent trop leurs enfants étant plus nombreux que ceux qui ne les couvrent pas assez. Le vêtement chaud est en outre gênant et les petits êtres, au moment où l'on veut leur attacher les brides de leur luxueux chapeau, crient aussi parce qu'on serre trop leur cou.

D'autres cris sont dus à la température du berceau rendue excessive, en hiver par l'emploi de boules trop chaudes, en été par le maintien de lourdes couvertures alors que les parents se plaignent déjà du poids d'un simple drap. Que dire de l'occlusion des rideaux qui transforme un berceau en couveuse sans air?

Pendant la période de juin à septembre, il y a lieu de tenir compte aussi de l'état électrique de l'air, des orages, qui énervent fortement les enfants comme nous-mêmes; une large aération, des bains frais nous mettent en état, grands et petits, de supporter cette électrisation qui s'impose si péniblement à tout notre être.

La peau est tendre chez les nourrissons et de simples plis un peu durs peuvent être la cause des plaintes; enfin, une bonne d'enfant trop vive dans ses mouvements peut avoir mal fermé une épingle de nourrice qui, à la suite d'un mouvement de l'enfant, arrive à le blesser. On évitera ce petit danger en remplaçant le plus souvent possible les épingles par des cordons; mais, en tout cas, le premier soin lorsqu'un enfant crie doit être de défaire ses vêtements et l'on constatera alors fréquemment que l'origine du cri est très simple : le nourrisson s'est mouillé et il désire être remis au sec. Nous avons eu l'occasion de voir un cas où les cris étaient produits par une brindille de bois rouge, grosse étincelle enfermée malencontreusement dans le lange alors qu'on habillait le bébé devant le feu.

La façon dont on porte l'enfant peut le fatiguer, lui être pénible et provoquer ses plaintes. Droitière le plus souvent, la mère ou la nourrice porte presque toujours l'enfant au bras gauche, reposant par son flanc droit. Cette position, maintenue d'une façon continue, présente des dangers au point de vue de la rectitude de la colonne vertébrale, mais son premier inconvénient est de provoquer de la part de bébé de justes réclamations qu'on ne s'explique pas le plus souvent et qu'on est même porté à trouver injustes, l'enfant sur le bras devant être théoriquement au comble du bonheur. Ce qu'il demande, le pauvre petit gars dont les os sont encore de caoutchouc, c'est qu'on le repose de sa station gauche par une station droite. « Quelle humeur changeante ! », dit la nourrice qui, ahurie par les cris, a accompli inconsciemment ce que le bébé inconsciemment, lui aussi, désirait. Si elle, dont les os sont durs, était obligée de faire un long trajet appuyée sur une seule fesse, ne serait-elle pas heureuse de changer de position ? Il n'y a pas d'autre raison souvent au calme du bébé lorsqu'on l'a changé de côté dans son berceau.

Cris de cause interne. — Pour les causes internes, nous arrivons sur un terrain plus délicat et il nous faut examiner les mouvements qui coïncident avec le cri pour arriver à distinguer la partie de l'organisme qui souffre.

L'enfant atteint d'affection douloureuse du système respiratoire a un cri bref, entrecoupé. Cette plainte ne se produit, du reste, que lorsque la difficulté de la respiration est modérée; dès qu'elle devient extrême, l'enfant ne crie plus guère. Si le larynx est atteint, la voix est modifiée; elle devient sourde, rauque, puis s'éteint.

Les cris produits par la faim sont souvent accompagnés de mouvements des bras et des jambes attestant le désir de continuer la tétée. Surveillez alors la nourrice et vous constaterez que cette tétée dure plus de vingt minutes, que l'enfant tette successivement les deux seins : la nourrice, soyez-en assuré, n'a pas assez de lait.

Si les plaintes sont dues à des coliques intestinales, l'enfant agite et fléchit ses cuisses; ses cris sont perçants, forts, prolongés. Les maux de tête violents, les douleurs d'oreille entraînent des cris plaintifs, quelquefois très retentissants (cris hydrencéphaliques[*]).

S'agit-il d'une fracture, le cri très violent qui s'échappe des lèvres de l'enfant lorsque l'on touche le point brisé est facile à distinguer des plaintes vagues que la vue seule du médecin a provoquées.

Essai de parole. — Mais tous les cris ne sont pas dus à la colère ou à la souffrance : les mères intelligentes ne tarderont pas à s'apercevoir que certains petits cris ne sont que l'expression du contentement de l'enfant, un exercice vocal, une sorte de gazouillement servant de préface à la parole.

2. — Le sommeil du bébé à l'état de santé et de maladie.

Les deux tiers de l'existence, chez le bébé, sont consacrés au sommeil ; il est donc fort important de savoir comment s'effectue le fonctionnement du corps pendant cette suspension de la conscience, quelle est l'hygiène du sommeil, enfin quels renseignements certaines modifications du sommeil nous fournissent sur l'état de santé de ce petit être.

Conséquences des modifications des fonctions. Les respirations sont plus rares à ce moment ; mais les *inspirations* (aspirations de l'air) sont plus longues, plus profondes, et la quantité d'oxygène absorbée est non diminuée comme on le croit généralement, mais bien *accrue,* d'où la nécessité de prendre pour chambre à coucher la pièce la plus vaste possible, de ne pas placer le berceau ou le lit dans une alcôve et de ne pas l'entourer de rideaux. On l'installera, au contraire, au milieu de la pièce, en ayant soin d'aérer la chambre dans la journée et notamment avant le coucher du soir. Ce besoin d'air est si intense chez le bébé que tel qui en été ne dormira pas dans sa chambre, reposera parfaitement au grand air si on a la précaution de le préserver du soleil. La circulation est moins rapide, le pouls moins fréquent, mais la dilatation des vaisseaux superficiels entraîne un accroissement du volume du corps et une transpiration plus abondante. Le vêtement de berceau doit donc être très lâche, surtout au cou, sans quoi le bébé, gêné par des compressions qu'il ne peut supporter, se réveillera fréquemment. Il en est de même si l'excès de couverture entraîne un accroissement démesuré de la sueur. Le dormeur, du reste, déploie dans ce cas une énergie dont on l'aurait cru incapable, et la mère, après une courte absence, retrouve tamponné aux pieds de son enfant le drap qu'elle avait soigneusement bordé avant de le quitter. Si ce n'était que cela ! mais le bébé déjà grandelet, insoucieux de toute pudeur, étale son torse complètement nu à l'air qui peut devenir assez froid pour provoquer une diarrhée ou une bronchite. Le trop, on le voit, est l'ennemi du bien.

Le fonctionnement des reins s'opère la nuit aussi bien que le jour chez le nourrisson, et l'évacuation de la vessie s'effectue à peu près aux mêmes intervalles ; mais le sommeil est assez profond pour qu'on puisse l'habituer à faire « le petit besoin », comme disent les nourrices, sans le réveiller ; il dort même d'un sommeil plus calme après cette opération naturelle.

Sommeil à l'état
de santé.

Son aspect est alors caractéristique : le corps est allongé dans le lit, la tête reposant dans une attitude naturelle, sa face est légèrement rosée, ses paupières sont closes, ses lèvres légèrement séparées l'une de l'autre, et les narines restent si immobiles qu'il faut se pencher sur lui pour entendre le faible murmure de sa respiration. Plus tard, on le verra souvent se coucher sur le ventre ; il affectionne cette position, que prend assez rarement l'adulte pendant le sommeil.

Sommeil au cours
des maladies.

Les enfants malades présentent une tout autre physionomie.

Maux de tête. — Ceux qui souffrent de maux de tête ou d'oreilles ou qui sont atteints de raideur à la nuque portent fréquemment la main à la région malade et ont la tête fortement fléchie en arrière, enfoncée en quelque sorte dans l'oreiller.

Maladies respiratoires. — Il en est de même chez le bébé dont la respiration est gênée par un obstacle au niveau du larynx (laryngite, croup). Les douleurs se manifestent par de fréquentes secousses dans le visage.

Lorsqu'il est atteint de pleurésie, l'enfant (naturellement, il n'est plus question ici d'un nouveau-né, qui garde la position qu'on lui donne) se couche sur le côté malade s'il y a un épanchement dans la plèvre, sur le côté opposé si celui-ci est encore nul et le point de côté très douloureux. Dans la pneumonie, les pommettes sont très rouges. La difficulté de respirer est marquée par des inspirations entrecoupées, par la dilatation des narines qui sont agitées de mouvements rapides.

Affections nerveuses. — Des alternatives d'ouverture et de fermeture des paupières, la contraction des lèvres (rictus), des mouvements de mastication surtout s'ils sont accompagnés de la flexion, puis de l'extension des orteils, peuvent faire craindre des convulsions. Si les yeux excavés restent demi-ouverts d'une façon continue, la situation est encore plus grave, particulièrement si l'enfant pousse de temps en temps des soupirs profonds : la méningite est à appréhender. Il n'y a pas lieu, par contre, de se préoccuper outre mesure de l'attitude « en chien de fusil » donnée comme caractéristique de cette terrible maladie. L'enfant, comme du reste l'adulte, garde fléchis les membres atteints d'affection articulaire ; il peut aussi se coucher, comme nous autres, « en boule », pour se réchauffer. Cette position ne présente donc d'importance que si elle est habituelle et associée à l'un des signes précédents.

Dans d'autres cas, bébé ne dort pas, simplement parce qu'il est l'enfant d'un nerveux, d'une neurasthénique ; des bains de tilleul répétés chaque jour lui feront le plus grand bien, surtout si, suivant la vieille et juste formule, on a soin d'entretenir « la liberté du ventre », car la constipation est, elle aussi, une cause fréquente d'insomnie.

Mauvaise digestion. — Toutes les maladies précédentes sont rares heureusement, et ce que l'on observe le plus fréquemment, c'est une congestion du visage, qui est beaucoup plus rouge que de coutume; les traits ont perdu leur calme et le petit dormeur se tourne et se retourne dans son lit, en bredouillant quelquefois des mots ou des fragments de mots. Bébé a trop dîné, bébé a mangé des choses que son estomac ne peut digérer, bébé a bu du cassis ou telle autre liqueur, et il ne sera tranquille qu'après avoir, comme les anciens Romains, passé au vomitorium. Bien coupable est la personne qui l'a ainsi rendu malade; cette fois l'enfant en sera peut-être quitte pour une indisposition, mais un autre jour il peut présenter d'effrayants troubles nerveux sans que la faute ait été plus grande.

Inconvénients de l'excès de sommeil. S'il est bon qu'un bébé dorme *suffisamment*, il est non seulement inutile mais nuisible qu'il n'interrompe son sommeil que pour manger. Certaines nourrices, heureuses d'être débarrassées de leur nourrisson, abusent du berceau. L'excès de sommeil développe la vie végétative au détriment de la vie intellectuelle. Dès les premiers mois l'enfant doit être tenu éveillé deux heures par jour pour prendre connaissance du monde extérieur et emmagasiner des perceptions. Cet éveil progressif de la pensée chez cet être qui a tout à apprendre est, du reste, la joie de toutes les mamans.

II. — SOINS AUX NOUVEAU-NÉS DÉBILES OU EN ÉTAT DE MORT APPARENTE

1. — Nouveau-nés débiles.

Signes de débilité. Tous les enfants pesant de 1 000 (1) à 2 300 grammes à la naissance sont des enfants débiles, dont la faiblesse nécessite des soins particuliers. Souvent ces enfants sont nés avant terme; ceux qui sont nés à terme ont une vitalité supérieure, les glandes digestives étant chez eux mieux développées.

Le nouveau-né débile est petit et grêle, sa peau est molle mais d'un rouge vif et laisse voir les vaisseaux. Il respire insuffisamment, sa voix est faible et voilée, il tette mal et ses mouvements sont lents.

L'abaissement normal de température qui suit la naissance, au lieu d'être d'un seul degré et d'être temporaire, atteint souvent chez les débiles 3 ou 4 degrés et davantage, et persiste plusieurs jours.

(1) Au-dessous de 1 000 grammes, la survie est tout à fait exceptionnelle.

**Entretien
de la chaleur.**
Il est donc indispensable de les vêtir chaudement dès la naissance : enveloppement dans une couche d'ouate simple, y compris le tour de la tête, puis emmaillotement et bonnet ; boules d'eau chaude de chaque côté renouvelées fréquemment ; enfin édredon et feu dans la pièce, de façon à maintenir une température de 25°. La mère ou la nourrice ne doit pas séjourner dans cette chambre, cette température étant fatigante pour elle et pouvant nuire à un bon allaitement.

Il est utile, du reste, de se pourvoir le plus vite possible d'une *couveuse*, dont on trouvera plus loin la description et dont on maintient au début la température à 30°, puis qu'on abaisse successivement jusqu'à 20° à mesure que le poids de l'enfant se rapproche de 2 300 grammes. Les débiles y seront simplement couverts d'une chemise, une brassière et une culotte de laine, de façon à les préserver du refroidissement si la température de la couveuse venait à s'abaisser accidentellement, et à leur permettre cependant de se mouvoir sans gêne. Il y a avantage aussi à les masser 2 ou 3 fois par jour avec la main enduite d'huile chaude ou d'eau de Cologne. Lorsque la température du bébé est inférieure à 35°, il est nécessaire de lui donner un bain de 20 minutes dont la température d'abord d'un degré seulement au-dessus de la sienne sera progressivement amenée à 38°.

Couveuse.
La couveuse (*fig.* 60) est un appareil imaginé par le professeur Tarnier pour permettre aux enfants débiles de vivre dans une atmosphère d'une température constante. Cet appareil est une boîte à double fond ; la cavité inférieure reçoit de l'eau chaude dans un récipient spécial, ou dans des boules qu'on change toutes les deux heures. La partie supérieure, où l'on place l'enfant, est fermée au-dessus par une paroi mobile munie d'une glace qui permet de surveiller le bébé ; cette partie est percée de deux ouvertures : l'une, qui communique avec l'extérieur, sert pour l'évacuation au de-

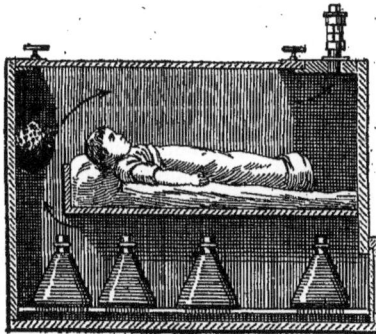

Fig. 60. — Couveuse.

hors de l'air respiré ; la seconde, dans la cloison médiane, permet à l'air échauffé de passer dans l'étage supérieur.

Allaitement spécial.

Si l'enfant débile doit être allaité par une nourrice, celle-ci conservera son propre enfant jusqu'à ce que le débile ait atteint 3 000 grammes, sans quoi, celui-ci ne la tétant pas assez, elle perdrait son lait. Si c'est la mère qui nourrit, on emploiera la *téterelle biaspiratrice* pour lui tirer du lait.

La quantité doit équivaloir par jour au 5e de son poids jusqu'à ce qu'il ait atteint le poids qui est normal à la naissance (3 kilogrammes).

Souvent l'enfant débile n'a pas assez de force pour aspirer le lait; dans ce cas il faut soit verser le liquide au fond de la bouche avec une cuillère qu'on aura remplie en pressant la mamelle, soit le verser doucement dans les fosses nasales, l'enfant étant couché sur le dos de façon que le liquide s'écoule en arrière, le long de l'arrière-gorge jusque dans l'œsophage, ou employer le *gavage** (v. plus loin).

Téterelle biaspiratrice.

Cette téterelle a pour but de permettre l'aspiration du lait par la mère elle-même. Voici la description (1) que fait le professeur Budin du modèle qu'il préconise et de son fonctionnement :

« La téterelle (*fig.* 61) se compose d'une ampoule en verre, sphérique; sur un des côtés il existe une ouverture qui doit s'appliquer sur le sein, ouverture large, à bords évasés et assez inclinés pour que le mamelon ne s'étrangle pas. Aux deux extrémités d'un des grands diamètres de l'ampoule sont deux orifices qui communiquent avec l'extérieur à travers deux saillies creuses. Sur l'une, qui sera placée en haut, est mis un tube en caoutchouc portant à son extrémité un embout plat en porcelaine pour la mère; sur l'autre saillie, placée en bas, est adapté un autre tube en caoutchouc se terminant par une tétine

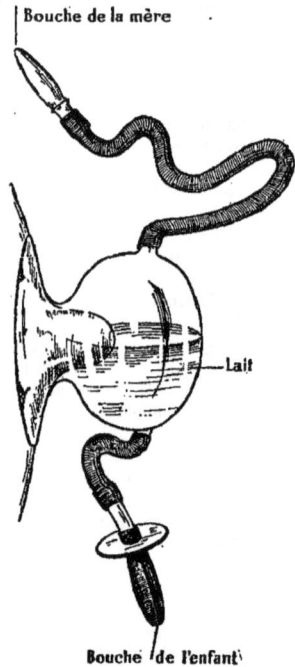

Bouche de la mère

Lait

Bouche de l'enfant

Fig. 61.
Téterelle biaspiratrice.

(1) *Manuel d'allaitement.* (Doin, éditeur.)

réservée à l'enfant. Les tubes doivent être fixés solidement avec des fils pour que le vide puisse être fait dans l'appareil.

« Pour se servir de cette téterelle, on applique l'ampoule sur le sein ; la tétine est mise dans la bouche du nouveau-né et la mère prend dans la sienne l'embout de porcelaine ; puis, comprimant fortement entre les deux doigts le tube qui se rend à la bouche de l'enfant, elle aspire : le lait jaillit dans l'ampoule de verre dont il remplit la partie inférieure ; lorsqu'il y en a une quantité suffisante, la mère cesse d'aspirer, écarte légèrement les doigts qui comprimaient le tube, et le lait, entraîné par son poids, descend dans la tétine perforée de petits trous faits à l'emporte-pièce et de là dans la bouche de l'enfant qui n'a qu'à exécuter un mouvement de déglutition. Lorsque le lait a été avalé, la mère comprime de nouveau le tube, aspire, remplit de nouveau en partie l'ampoule, etc.

« Après chaque repas de l'enfant on doit laver soigneusement l'ampoule, les tubes, la téterelle en les écouvillonnant à l'intérieur, puis les placer dans de l'eau bouillie et boriquée. »

Gaveuse.

La gaveuse* (*fig.* 62) est une sorte de cupule-entonnoir en verre graduée à 15 centimètres cubes, à la partie inférieure de laquelle se fixe une sonde en caoutchouc.

Mode d'emploi. — La sonde est mouillée et introduite jusqu'à la base de la langue, et l'enfant, par des mouvements instinctifs, la fait pénétrer jusqu'à l'entrée de l'œsophage ; on pousse alors doucement l'instrument pour lui faire parcourir toute la longueur du conduit. Après un trajet de 15 centimètres environ, y compris la bouche, l'extrémité de la sonde arrive dans l'estomac.

Fig. 62. — Gaveuse.

On serre entre deux doigts, la partie de la sonde voisine de la capsule et on y verse le lait : quand on cesse la pression le liquide descend dans l'estomac.

On doit ensuite retirer assez rapidement la sonde pour éviter une régurgitation du lait.

Accès de cyanose.

Les débiles sont souvent sujets à des accès de cyanose*, pendant lesquels ils deviennent tout à coup bleus. Il faut alors déshabiller l'enfant dans une pièce chaude ou devant un feu vif, frictionner toute sa peau sans trop de force, faire des pressions rythmées de la poitrine et des tractions de la langue.

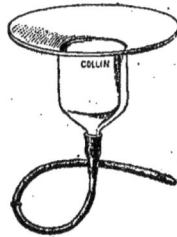

2. — Mort apparente des nouveau-nés.

Signes. L'enfant en état de mort apparente à sa naissance peut présenter deux aspects différents : les formes *bleue* et *blanche.*

Forme bleue. — Dans cette asphyxie toute la peau est colorée en bleu, particulièrement à la face et aux extrémités, et la flaccidité est générale. L'intérieur de la bouche est froid ; mais souvent, si on touche l'isthme du gosier, on sent qu'il se rétrécit ; le contact de la cornée fait aussi abaisser les paupières, mais ces deux contractions peuvent ne pas exister. Les battements du cœur sont très faibles ; la respiration est presque nulle ou se produit par saccades à intervalles prolongés.

Forme blanche. — L'état de syncope est caractérisé par les signes précédents ; mais la peau est d'une pâleur blanche, cireuse, sauf aux lèvres, qui sont violacées.

Évolution et traitement. Si le traitement réussit, la respiration se régularise peu à peu, l'enfant crie et sa peau devient rose de proche en proche depuis le haut de la poitrine, mais le danger persiste pendant deux ou trois jours, pendant lesquels une surveillance incessante est nécessaire.

I. TRAITEMENT PRÉVENTIF. — 1° Si l'accouchement est très long et difficile, il est utile, pour ranimer l'enfant, de préparer d'avance des langes chauds, de l'alcool, de l'eau chaude pour un bain de 35 à 40° auquel on ajoutera de la farine de moutarde (1).

II. TRAITEMENT CURATIF : 1° *Forme bleue.* — Enlever avec le doigt les mucosités que le bébé peut avoir dans la gorge, le frictionner avec de l'alcool versé sur la poitrine et le dos, le réchauffer dans un bain, l'entourer ensuite de langes chauds, faire des tractions de la langue, *aspirer* avec la bouche les mucosités qui peuvent se trouver dans les voies aériennes (larynx, trachée), puis insuffler de l'air bouche à bouche. Examiner l'état de la ligature du cordon. L'enfant une fois ranimé, lui donner quelques gouttes de lait alcoolisé.

2° *Forme blanche ou syncopale.* — Avoir bien soin de ne lier le cordon qu'après la disparition de tout battement dans les vaisseaux du cordon, en frictionnant pendant ce temps le corps, la tête placée plus bas que le siège. L'entourer de langes chauds. Enlever les mucosités, faire les tractions de la langue ou insuffler pendant longtemps (une heure et plus), bain tiède.

L'enfant une fois ranimé, lui donner du lait alcoolisé et le mettre dans une couveuse en ne cessant de le surveiller.

---

(1) Naturellement, tous ces soins ne seront donnés qu'en l'absence du médecin et en l'attendant, car sa présence est *indispensable.* Si nous avons cru devoir les indiquer ici, c'est qu'à la campagne plusieurs heures se passent souvent avant qu'il puisse arriver et il est cependant urgent d'agir.

III. — ECZÉMA ET MUGUET

1. — Eczéma (gourme).

Signes. L'eczéma est une maladie de la peau, d'une marche en général chronique, avec poussées aiguës et récidives fréquentes. Il est caractérisé soit par la formation de papules (boutons) et de vésicules (cloques) agglomérées, soit par des plaques rouges plus ou moins foncées, recouvertes de squames minces (écailles ou lamelles épidermiques qui se détachent de la peau) ou, dans d'autres cas, présentant une surface humide. Dans chacune de ces formes qui peuvent se succéder et alterner, il peut, en outre, survenir des croûtes tantôt jaunes et gommées, tantôt vertes ou brunes. L'eczéma est constamment accompagné de violentes démangeaisons qui produisent des excoriations ; il n'est pas contagieux. (Besnier.)

Causes. L'eczéma est beaucoup plus fréquent dans la petite enfance et notamment dans les deux premières années que dans le reste de la vie. Huit à dix enfants sur cent en sont atteints. L'*hérédité* joue un rôle très important, soit que les parents aient été eux-mêmes eczémateux, soit qu'ils aient souffert d'autres affections chroniques de la peau (psoriasis, prurigo, urticaire) ou d'une des manifestations de l'arthritisme, d'une des maladies de la nutrition (dyspepsie, lithiase biliaire et urinaire, diabète, asthme, obésité, goutte, rhumatisme, migraine, neurasthénie).

L'agent provocateur le plus ordinaire de l'eczéma infantile est la *mauvaise alimentation*, une assimilation défectueuse avec ou sans troubles digestifs. Il est probable, dit Besnier, que la cause la plus importante « est la *suralimentation* lactée, qu'elle ait lieu au sein de la mère ou de la nourrice, ou dans l'allaitement mixte ou artificiel, peut-être plus particulièrement dans l'allaitement au sein, en raison de la facilité d'assimilation pour le lait maternel, qui peut être pris par le nourrisson en plus grande abondance que le lait de provenance animale, sans provoquer de troubles digestifs ». Si l'alimentation au sein est la meilleure, il ne faut pas oublier que l'impressionnabilité nerveuse, la menstruation, les écarts de régime (abus de mets épicés), l'alcoolisme, peuvent influer sur l'état du nourrisson ; le lait peut être aussi trop vieux pour l'enfant. « L'eczéma semble traduire une véritable intoxication. » (Comby.)

L'action du sevrage varie suivant que l'alimentation de transition (dixième mois en moyenne) a été bien ou mal réglée et opérée assez progressivement.

« Très communément, les enfants eczémateux n'ont rien à gagner à la prolongation de la nourriture lactée au delà des limites moyennes ; et pour quelques-uns, plus ou moins intolérants de lait, le sevrage bien exécuté est rapidement suivi de guérison. » Il importe qu'à ce moment la quantité de lait conservée au bébé ne soit pas excessive, et l'élément végétal est alors indispensable, tandis que le régime animāl doit être très modéré.

La *dentition* exerce une influence chez les prédisposés, mais elle a été très exagérée. Quant à la *vaccination*, elle peut être l'origine de la première manifestation d'un eczéma ou d'une rechute.

Parmi les causes provocatrices d'une poussée eczémateuse, il convient de noter toutes les *irritations directes de la peau* : 1º par altération des sécrétions de la conjonctive et de la muqueuse du nez; 2º par le contact prolongé avec l'urine ou les matières fécales; 3º par des coups, ou des blessures, même légères, mais donnant entrée aux microbes; 4º par la malpropreté du corps, l'existence de poux ou, au contraire, par l'abus des bains et des antiseptiques *.

Évolution et sièges de l'éruption.

Chez l'enfant, l'eczéma a une marche en général plus aiguë que chez l'adulte, sa généralisation à une grande partie du corps est plus fréquente, la résolution spontanée est plus rare, la tendance à la chronicité plus marquée. Les rechutes et les récidives sont incessantes. Les démangeaisons sont très intenses, particulièrement à la tête ; elles précèdent souvent l'apparition des lésions de la peau. Ceci est important à savoir, car en prenant des précautions à ce moment contre les causes d'irritation et le grattage et en agissant sur l'alimentation défectueuse on peut prévenir au moins une partie de la crise.

Le prurit est intense surtout la nuit et peut provoquer de longues insomnies pendant lesquelles le bébé agrandit son mal en se grattant avec violence : des troubles digestifs, des accidents nerveux peuvent en être la conséquence.

Tout écart dans le régime, toute erreur thérapeutique exagère encore cette malheureuse situation. Chose à remarquer : l'enfant offre en général une grande force de résistance à tous ses maux, et tandis que mère et nourrice succombent à la fatigue de nuits atroces, il traverse cette phase de douleur sans en être trop affaibli, à condition que l'alimentation soit bonne et qu'il vive au grand air à la campagne.

Le siège habituel de l'eczéma infantile est la face (joues, lèvres, narines, oreilles, notamment le sillon en arrière du pavillon), le cuir chevelu, puis le cou, les parties génitales, les membres et le tronc. Le lobule de l'oreille, à la suite de la perforation opérée pour placer des boucles d'oreilles, peut être envahi d'un eczéma impétigineux qui détermine parfois la section complète de cette partie. (Constantin Paul.) Nous avons déjà dit que l'eczéma pouvait être généralisé à tout le corps, mais heureusement le cas est rare.

L'eczéma peut provoquer l'inflammation des ganglions voisins, notamment au-dessous de la mâchoire. Il peut se compliquer d'impétigo, de furoncles (clous). Enfin il peut être remplacé par des accès d'étouffements, une bronchite, une néphrite (affection des reins), des convulsions, et il se produit assez souvent un véritable balancement entre les poussées vers la peau et les lésions internes. « En pareil cas, il faut se garder de traiter trop radicalement l'eczéma et procéder avec prudence pour éviter de fâcheuses métastases*. Il semble que chez ces enfants ce soit un exutoire à respecter. Avant de fermer cette soupape de sûreté, il faut chercher à tarir la source des poisons qui paraissent s'éliminer par la peau. C'est le tube digestif qu'il faut viser. » (Comby.)

Le traitement découle des causes de la maladie.

Traitement.   I. *Préservatif*. — Hygiène rationnelle de la nourrice (v. p. 32), réglementation stricte des tétées, propreté parfaite.

II. *Curatif général*. — Suppression de toute boisson alcoolisée (vin, bière) et de viande à la nourrice, qui boira exclusivement du lait coupé d'eau de Vals, se nourrira surtout de légumes et fera des promenades chaque jour.

III. *Local*. — Faire tomber les croûtes avec des cataplasmes de fécule et la calotte de caoutchouc, des compresses d'eau boriquée. Appliquer des poudres inertes (talc, bismuth) ou de la vaseline à l'oxyde de zinc 1/3.

Pansements humides à l'eau bouillie pendant les poussées aiguës.

2. — Muguet.

Signes et causes.   Maladie contagieuse de la bouche caractérisée par la présence dans cette cavité d'un champignon (*saccharomyces albicans*) sous forme de houppes blanches assez adhérentes, siégeant sur le dos de la langue, la voûte du palais, la face interne des joues et se reproduisant facilement après avoir été enlevées :

1º CAUSES PRÉDISPOSANTES. — Les nourrissons y sont particulièrement exposés. Allaitement artificiel, alimentation prématurée, affaiblissement général, misère physiologique.

2º CAUSES DÉTERMINANTES. — Contamination par cuiller, biberon ou air commun dans une agglomération de petits enfants.

Traitement.   Laver avec un linge trempé dans l'eau de Vals, de façon à enlever toutes les parties blanches.

Faire trois fois par jour des badigeonnages avec borax et miel, 5 grammes de chaque.

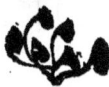

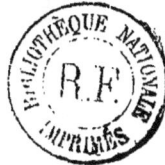

INDEX

TERMES SPÉCIAUX, ET PAGES OÙ ILS SONT EMPLOYÉS
DANS L'OUVRAGE

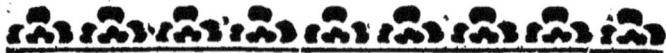

TABLE DES MATIÈRES

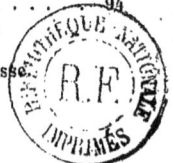

Paris. — Imprimerie LAROUSSE, 17, rue Montparnasse.

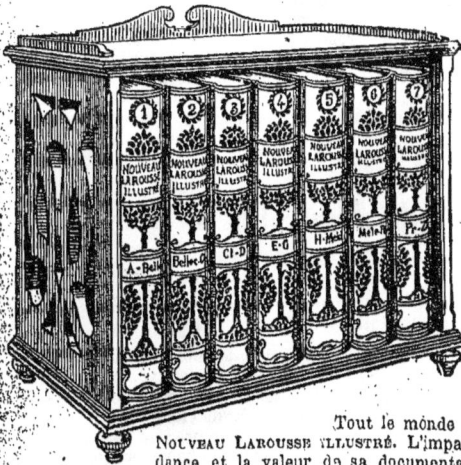

LIBRAIRIE LAROUSSE, 17, RUE MONTPARNASSE, PARIS

ET CHEZ TOUS LES LIBRAIRES

DICTIONNAIRES

Dictionnaire usuel de Droit

par Max LEGRAND, avocat. Un volume in-8° de 840 pages, illustré de 15 gravures et 3 cartes. 4° mille. Broché, 7 fr. 50 ; relié toile.   9 francs

Rédigé dans un esprit essentiellement pratique, ce dictionnaire met à la portée de tous ce qu'il peut être utile de savoir en matière juridique, sous une forme aussi claire et accessible que possible, et l'ordre alphabétique en rend en outre la consultation infiniment plus commode que celle d'un code. Il est superflu d'insister sur les services qu'un ouvrage ainsi conçu peut rendre à chacun dans la conduite de ses affaires : ce sera en particulier un guide des plus précieux toutes les fois qu'on aura un contrat à passer, un procès à intenter ou à soutenir, ou simplement quelque formalité administrative ou judiciaire à remplir. Un appendice placé à la fin du volume donne la formule d'un certain nombre d'actes d'une application courante : reconnaissance, billets simples, à ordre ou au porteur, procuration, testament olographe, baux, etc.

Dictionnaire illustré de Médecine usuelle

par le Dr GALTIER-BOISSIÈRE (Ouvrage honoré de souscriptions des ministères de l'Instruction publique et de la Guerre). Un volume in-8° de 560 pages, 840 gravures, photographies, radiographies, 4 cartes, 4 planches en couleurs. 17° mille. Broché, 6 francs ; relié toile. . . . .   7 fr. 50

Voici un ouvrage qui sera précieux dans la famille. Médications et traitements divers, description des organes, hygiène préventive et curative, pharmacie de ménage, soins spéciaux aux mères et aux enfants, accidents, empoisonnements, falsifications, etc., tout y est exposé avec une clarté remarquable et un sens pratique sur lequel on ne saurait trop insister dans un livre de ce genre. Un développement étendu a été donné en particulier à la médication par l'eau chaude ou froide, par la gymnastique française ou suédoise, par le massage, par l'électricité, par les petits moyens de la médecine d'urgence sans drogue proprement dite ; à l'hygiène des exercices, comme le cyclisme, l'équitation, la chasse ; à l'hygiène professionnelle ; aux nouveaux procédés d'examen : radiographie, sphygmographe, etc.

Dictionnaire méthodique et pratique des rimes françaises

précédé d'un traité de versification, par Ph. MARTINON. Un volume petit in-12 de 300 pages. Relié toile. . . . .   2 fr. 50

Ce dictionnaire offre des avantages considérables sur tous les ouvrages similaires. Outre que sa nouveauté le met au courant des derniers enrichissements de la langue, il se recommande par l'originalité de son plan, grâce auquel les rimes sont présentées d'une façon particulièrement pratique.

Envoi franco au reçu d'un mandat-poste.

200 000 exemplaires
vendus en un an.

PETIT LAROUSSE ILLUSTRÉ

NOUVEAU DICTIONNAIRE MANUEL ENCYCLOPÉDIQUE. — 1 664 PAGES
(FORMAT 13,5 × 20). — 5 800 GRAVURES. — 680 PORTRAITS.
— 130 TABLEAUX ENCYCLOPÉDIQUES DONT 4 EN COULEURS.
— 120 CARTES DONT 7 EN COULEURS. — RELIÉ TOILE, **5** FRANCS;
EN RELIURE SOUPLE, PLEINE PEAU . . . . **7** FR. **50**

(Ajouter 1 franc pour frais d'envoi dans les localités non desservies
par le chemin de fer, et à l'étranger.)

Véritable miniature du *Nouveau Larousse illustré*, ce nouveau dictionnaire manuel, qui a obtenu dès son apparition un immense succès, contient plus de matières et une illustration plus soignée qu'aucun des ouvrages similaires, même d'un prix plus élevé. Divisé en trois parties (LANGUE FRANÇAISE, — LOCUTIONS LATINES ET ÉTRANGÈRES, — HISTOIRE ET GÉOGRAPHIE), il renferme : le *vocabulaire complet* de la langue, avec de nombreux exemples à l'appui des définitions, les sens divers de tous les mots, la *prononciation figurée* de tous ceux qui offrent quelque difficulté; la *grammaire;* les *étymologies;* les *synonymes* et *antonymes;* les *proverbes, locutions proverbiales* et *expressions diverses;* de nombreux *développements encyclopédiques* (droit, médecine usuelle, beaux-arts, sciences, etc.); des *résumés historiques, géographiques, biographiques, mythologiques;* des notices *bibliographiques* sur les principaux ouvrages de toutes les littératures; la *monographie des œuvres d'art célèbres;* les *types et personnages littéraires et sociaux,* etc. C'est un ouvrage indispensable dans la famille et on le consultera toujours avec profit pour les mille renseignements dont on a journellement besoin; il sera tout particulièrement précieux aux jeunes gens pour leurs études par la richesse de sa documentation et le caractère instructif de son illustration.

MÉMENTO LAROUSSE

PETITE ENCYCLOPÉDIE DE LA VIE PRATIQUE, CONTENANT EN
UN SEUL VOLUME, CLASSÉES MÉTHODIQUEMENT, TOUTES LES
CONNAISSANCES USUELLES. — 780 PAGES. — 900 GRAVURES. —
82 CARTES DONT 50 EN COUL. — 10° ÉDIT. — CART. **4** FR. **50**
RELIÉ TOILE . . . . **5** FRANCS

Englobant sous une forme méthodique et substantielle tous les matériaux d'une solide instruction : grammaire, style, histoire, géographie, sciences, dessin, topographie, comptabilité, etc., le *Mémento Larousse* ne s'en tient pas aux programmes scolaires. Il a cette originalité de faire place, à côté de la partie purement intellectuelle, à une foule de notions de la vie usuelle qu'on aurait peine à trouver réunies ailleurs : hygiène, médecine pratique, droit usuel, couture, savoir-vivre, usages du monde, proverbes, stations thermales et balnéaires, renseignements sur les monnaies étrangères, la poste, les colis postaux, le télégraphe, etc. Il forme ainsi un tout d'une exceptionnelle valeur pratique, un véritable vade-mecum. C'est le complément naturel du *Petit Larousse,* et on peut dire que ces deux ouvrages, l'un dans l'ordre alphabétique, l'autre dans l'ordre méthodique, condensent l'essence même des connaissances utiles.

Envoi franco au reçu d'un mandat-poste.

COLLECTION IN·4° LAROUSSE

Librairie Larousse, 17, rue Montparnasse - Paris.

Magnifiques ouvrages de bibliothèque

Imprimés sur papier couché, illustrés de nombreuses reproductions photographiques et accompagnés de planches ou cartes hors texte en noir ou en couleurs. Reliure artistique.

(*Format : 32 × 26*)

Donner à un prix très modéré de véritables ouvrages de luxe, imprimés avec soin sur un papier magnifique, merveilleusement illustrés par les procédés de reproduction photographique les plus perfectionnés et embellis de reliures originales signées d'artistes comme GRASSET, AURIOL, etc., telle est l'innovation que nous avons tentée en créant la *Collection in-4° Larousse :* innovation qui a été vivement appréciée, à en juger par la faveur avec laquelle ont été accueillis les volumes déjà parus. Ajoutons que soucieux d'allier au charme de la forme l'intérêt sérieux du fond, nous nous sommes efforcés de faire de ces beaux livres de grandes œuvres de vulgarisation, instructives et attachantes pour tous.

Grâce à cette superbe collection, chacun pourra désormais se constituer, à peu de frais, un fonds de bibliothèque d'une réelle valeur, dont la portée utile égalera la séduction extérieure. Nous disons *à peu de frais,* car non contents d'offrir ces luxueux ouvrages à un bon marché inconnu jusqu'ici, nous avons encore établi de très grandes facilités de payement, pour qu'ils puissent pénétrer même dans les familles les plus modestes.

Le Musée d'Art (*Des origines au XIX° siècle*)

Publié sous la direction de M. Eug. MÜNTZ, membre de l'Institut. Magnifique ouvrage de vulgarisation artistique sans analogue en France, formant un véritable musée commenté par des connaisseurs sous les yeux du lecteur. 900 grav. photograph., 50 planches hors texte. — Br.   **22 francs.**
Relié demi-chagrin. . . . .   **27 francs.**

Le Musée d'Art (XIX° siècle)

Splendide ouvrage faisant suite au précédent et formant le tableau d'ensemble le plus complet qui ait été donné du mouvement artistique du xixe siècle. 800 reprod. photogr., 50 planches hors texte. Broché.   **28 francs.**
Relié demi-chagrin. . . . .   **34 francs.**

Envoi franco au reçu d'un mandat-poste.

LIBRAIRIE LAROUSSE, 17, RUE MONTPARNASSE, PARIS
ET CHEZ TOUS LES LIBRAIRES

La Terre, *Géologie pittoresque*

par Aug. ROBIN. Ouvrage très original mettant la géologie à la portée de tous sous une forme véritablement captivante. 760 reproductions photographiques, 24 hors-texte, 53 tableaux de fossiles, 168 dessins et 3 cartes en couleurs. — Broché, **18** francs; relié demi-chagrin. . . . . . . **23** francs.

Paris=Atlas

par Fernand BOURNON. Le plus bel ouvrage d'ensemble qui ait été publié sur Paris et ses environs. 595 reproductions photographiques, 32 dessins, 24 plans hors texte en huit couleurs. — Broché . . . . **18** francs.
Relié demi-chagrin. . . . . **23** francs.

Atlas Larousse illustré

Ouvrage superbe présentant la géographie sous une forme nouvelle et des plus séduisantes. 42 cartes en couleurs hors texte, 1158 reproductions photographiques. — Broché, **26** francs; relié demi-chagrin. . **32** francs.

Atlas Colonial illustré

Excellent ouvrage de vulgarisation, d'une forme attrayante et pittoresque, sur les colonies françaises. 7 cartes en couleurs hors texte, 70 cartes ou plans en noir, 16 planches hors texte, 768 gravures photographiques. — Broché, **18** francs; relié demi-chagrin. . . . . **23** francs.

L'Italie illustrée

par P. JOUSSET. Ouvrage très neuf et très vivant sur l'Italie actuelle. 784 reproductions photographiques, 14 cartes et plans en couleurs, 9 cartes en noir, 12 planches hors texte. — Br., **22** fr.; rel. demi-chagr. **28** francs.

L'Allemagne contemporaine illustrée

par P. JOUSSET. Ouvrage d'ensemble du plus grand intérêt sur l'Allemagne d'aujourd'hui. 588 reprod. photogr., 8 cartes en couleurs hors texte, 14 cartes ou plans en noir. — Broché, **18** fr.; relié demi-chagr. **23** francs.

Les Sports modernes illustrés

Encyclopédie sportive illustrée, publiée sous la direction de MM. P. MOREAU et G. VOULQUIN, avec la collaboration de spécialistes autorisés et donnant les renseignements les plus complets sur tous les sports actuellement pratiqués en France. 813 gravures (dessins et reproductions photographiques), 28 planches hors texte. — Broché, **20** fr.; relié demi-chagrin. **26** francs.

Les ouvrages de la Collection in-4⁰ Larousse peuvent être acquis à raison de **10 francs par mois**, en France, Algérie, Tunisie, Alsace-Lorraine, Suisse et Belgique.

Envoi franco au reçu d'un mandat-poste.

LIBRAIRIE LAROUSSE, 17, rue Montparnasse, PARIS
ET CHEZ TOUS LES LIBRAIRES

LIVRES D'INTÉRÊT PRATIQUE

||||||||||||||||||||||||||||||||||||

La Cuisine et la Table modernes. Ouvrage écrit spécialement pour la maîtresse de maison, et dû à la collaboration d'hommes du métier. In-8°, 500 pages, 600 gravures, dont 135 reproductions photographiques d'après nature. 10ᵉ mille. — Broché, 5 francs; relié toile . . . . **6 fr. 50**

> Cet ouvrage n'est pas un banal livre de cuisine, c'est un guide pratique dans lequel on trouvera non seulement les recettes culinaires proprement dites, mais encore tout ce qu'une femme doit savoir sur l'hygiène de l'alimentation, le pain, les condiments, la viande, la volaille, le poisson, les légumes, le service de table, etc. L'illustration, comme le texte, vise toujours le côté utilitaire, l'initiation pratique, et toute une série de photographies instantanées constituent entre autres un véritable enseignement par les yeux.

La Chasse moderne, *encyclopédie du chasseur,* due à la collaboration des personnalités les plus autorisées du monde cynégétique. In-8°, 700 pages, 438 gravures (dessins d'après nature et reproductions de photographies instantanées), 24 tableaux synthétiques, 85 airs de chasse. 13ᵉ mille. — Br. **7 fr. 50** Relié toile . . . . **10 francs**

La Pêche moderne, *encyclopédie du pêcheur,* due à la collaboration de spécialistes compétents. In-8°, 600 pages, 680 gravures, 32 tableaux synthétiques. 6ᵉ mille. — Broché, 6 fr. 75; relié toile. . . . . **9 francs**

Cycliste et Bicyclette, *guide pratique du cycliste amateur,* par le Dʳ Gautier-Boissière. Un vol. in-8°, illustré de 150 grav. — Broché. **1 fr. 50**

La Photographie, *guide du photographe amateur,* par H. Desmarest. Un vol. in-12, illustré de 65 grav. 6ᵉ éd. — Br., 1 fr. 25; relié toile. **2 francs**

Météorologie usuelle, par J. Chaumeil. Ouvrage de vulgarisation exposant sous une forme claire ce qu'on peut dire de précis, en l'état actuel de la science, sur la prévision du temps. Un vol. in-12, 55 gr. et cartes. — Br. **1 fr. 50**

Herbier classique, par F. Faideau. 50 plantes caractéristiques des principales familles analysées et décrites. Un volume in-8° de 140 pages, 162 grav. (dessins d'après nature et reproductions photographiques). — Broché. **2 fr. 25**

Pour gérer sa fortune, par Pierre des Essars. Conseils pratiques sur les placements de capitaux et les assurances. 3ᵉ édit. In-8°. — Br. **2 fr. 50**

Les Impôts, *guide pratique du contribuable,* par un Percepteur. In-8°, 160 pages. — Broché . . . . **2 francs**

La Comptabilité commerciale, industrielle et domestique, avec notions sur le commerce, le crédit, les sociétés et la législation commerciale, par M. Gustave Soreph. Un volume in-8° de 270 pages. 2ᵉ édition. — Broché. . **3 francs**

Envoi franco au reçu d'un mandat-poste.

ÉTATS ET COLONIES

MONOGRAPHIES ENCYCLOPÉDIQUES PUBLIÉES SOUS LA DIRECTION
DE M. MAXIME PETIT, ET DONNANT, POUR CHAQUE PAYS, LA
GÉOGRAPHIE, L'HISTOIRE, LES INSTITUTIONS, LES MŒURS ET
COUTUMES, LES LETTRES, LES ARTS, LA VIE ÉCONOMIQUE, ETC.

Les Colonies françaises, petite encyclopédie coloniale, par
MM. ALIX, BAUDRILLART, BERNARD, CORDIER, DELAVAUD, DENIKER, DIEHL,
FROIDEVAUX, GERVILLE-RÉACHE, etc.

Tome I. Principes d'organisation coloniale; colonies africaines (Algérie,
Tunisie, Sahara, Sénégal, Guinée, Côte d'Ivoire, Dahomey). Beau volume
in-8°, 770 pages, 247 grav., 24 cartes. — Br., **10 fr.**; relié toile. **12 fr. 50**

Tome II. Colonies d'Afrique (suite); colonies d'Asie, d'Amérique, d'Océa-
nie; Mouvement colonial; Hygiène coloniale, etc. Beau vol. in-8°, 840 pages,
213 gravures, 25 cartes. — Broché, 10 fr.; relié toile. . . . . . . **12 fr. 50**

Supplément (1906). 120 pages, 5 grav., 12 cartes. — Broché. **2 francs**

La Russie, par MM. Alf. RAMBAUD, Albert VANDAL, A. LEROY-BEAU-
LIEU, Louis LEGER, E.-M. DE VOGÜÉ, etc. 496 pages, 213 gravures, 1 carte. —
Broché, 5 francs; relié toile. . . . . **7 fr. 50**

L'Italie, par MM. René BAZIN, Ch. DEJOB, Ém. GEBHART, Eugène
MÜNTZ, etc. 650 pages, 268 grav., 6 cartes. — Br., **6 fr.**; relié toile. **9 francs**

La Hollande, par MM. BOOT, BRESSON, VAN KEYMEULEN, ZABOROWSKI, etc.
460 pages, 222 gravures, 9 cartes. — Broché, 5 francs; relié toile. . **7 fr. 50**

Le Portugal, par MM. X. DE CARVALHO, D. GUIMARAES, Magalhaes
LIMA, etc. 368 pages, 152 grav., 12 cartes. — Broché, 4 fr.; relié toile. **6 francs**

LIVRES POUR ENFANTS

La Science amusante, par TOM TIT. (*Médaille d'honneur de la
Société d'encouragement au bien*.) Trois volumes contenant chacun cent expé-
riences et illustrés de superbes gravures. — Chaque volume, broché. **3 francs**
Relié toile, tranches blanches, 4 francs; tranches dorées. . . . . . . **4 fr. 50**

Deux cents jeux d'enfants, en plein air et à la maison, par
L. HARQUEVAUX et L. PELLETIER. Un beau volume in-8°, illustré de 160 gravures.
— Broché, 3 fr.; relié toile, tranches blanches, 4 fr.; tranches dorées. **4 fr. 50**

Envoi franco au reçu d'un mandat-poste.

BIBLIOTHÈQUE RURALE

*Honorée de nombreuses souscriptions
du ministère de l'Instruction publique et du ministère de l'Agriculture*

(Format in-8º, 15 × 21)

La BIBLIOTHÈQUE RURALE ne comprend que des ouvrages essentiellement pratiques et dépouillés, autant que possible, de tout langage scientifique. D'un prix très modéré, imprimés et illustrés avec le plus grand soin, ces ouvrages rendront de précieux services aux personnes qui par profession ou par goût s'occupent d'agriculture.

L'Agriculture moderne, par V. SÉBASTIAN. Encyclopédie de l'agriculteur : le sol, l'air, l'eau, les amendements, les engrais, les irrigations, le drainage, les plantes cultivées, le bétail, la basse-cour, etc. 560 pages, 700 gravures. Broché, 5 francs; relié toile. 6 fr. 50

La Ferme moderne, traité des constructions rurales, par M. ABADIE. 390 gravures et plans. — Broché, 3 francs; relié toile. . . . . 4 francs.

Prairies et Pâturages (Praticulture moderne), par H. COMPAIN. 181 gravures. — Broché, 3 fr.; relié toile. . . . . 4 francs.

Les Industries de la ferme, par LARBALÉTRIER. Meunerie, boulangerie, féculerie, huilerie, etc. 160 grav. — Broché, 2 fr.; rel. toile. 3 francs.

Les Engrais au village, par H. FAYET. — Br. 2 fr.; rel. toile. 3 francs.

La Basse-Cour, par TRONCET et TAINTURIER. La poule, le dindon, le canard, le lapin, le cobaye, etc. 80 grav. — Broché, 2 fr.; rel. toile. 3 francs.

L'Outillage agricole, par H. de GRAFFIGNY. Charrues, machines à récolter, moteurs agricoles, etc. 240 grav. — Broché, 2 fr.; rel. toile. 3 francs.

Le Bétail, par TRONCET et TAINTURIER. Le cheval, l'âne, le bœuf, etc.; races, hygiène, maladies. 100 gravures. — Broché, 2 fr.; relié toile. 3 francs.

L'Arboriculture pratique, par TRONCET et DELIÈGE. Reproduction, taille, entretien, etc. 190 gravures. — Broché, 2 fr.; relié toile . . . 3 francs.

La Viticulture moderne, par G. de DUBOR. 100 gravures. Broché, 2 fr.; relié toile. . . . . 3 francs.

L'Apiculture moderne, par A.-L. CLÉMENT. Rôle des abeilles, mobilisme, ruches, maladies, miel et cire. 130 grav. — Br., 2 fr.; rel. toile. 3 francs.

Le Jardin potager, par TRONCET. Légumes de France, 390 variétés, culture, récolte, maladies. 190 gravures. — Broché, 2 fr.; relié toile. 3 francs.

Le Jardin d'agrément, par TRONCET. Travaux de jardinage, mosaïculture, fleurs et arbustes, etc. 150 grav. — Broché, 2 fr.; relié toile. 3 francs.

Comptabilité agricole, par H. BARILLOT. — Broché, 2 fr.; relié toile. . . . . 3 francs.

Élevage en grand de la Volaille, par M. W. PALMER. 14 grav. Broché, 1 fr. 50; relié toile . . . . 2 fr. 25

Les Animaux de France, par CLÉMENT et TRONCET. 160 gravures. Broché, 2 fr.; relié toile . . . . 3 francs.

Écoles et cours d'Agriculture, par DUGUAY. 39 gr. — Br. 1 franc.

Envoi franco au reçu d'un mandat-poste.

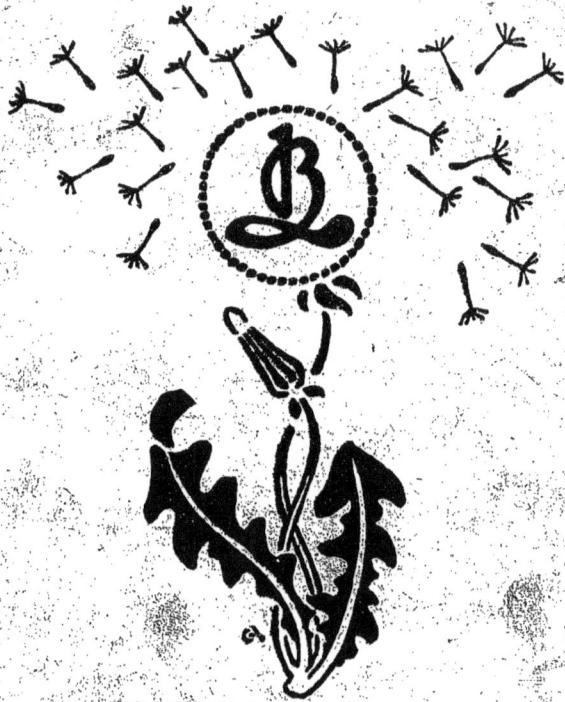